Hans Georg Brecklinghaus

Beweglich im Alter durch Rolfing - Strukturelle Integration

Lebenshaus 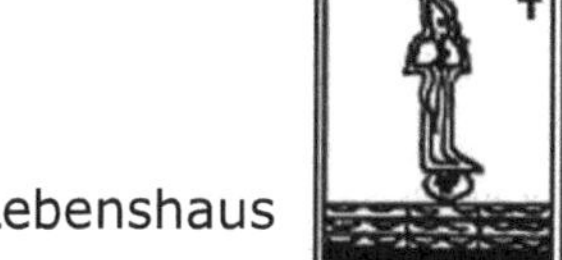 Verlag

1. Auflage 2017

ISBN 978-3-9818953-0-8

Lebenshaus Verlag, Freiburg
Herstellung: Books on Demand GmbH, Norderstedt

ÜBER DEN AUTOR

Hans Georg Brecklinghaus (Dipl.Päd.)

Certified Advanced Rolfer™ und Rolf Movement™ Lehrer. Praktiziert Rolfing® - Strukturelle Integration seit 34 Jahren in eigener Praxis in Freiburg i.Br. und Karlsruhe. Zusatzausbildungen in Craniosacraler Therapie, Viszeraler Manipulation und Fortbildung in Somatic Experiencing (Trauma-Arbeit nach Dr. Peter Levine). Langjährige Lehrtätigkeit bei der *Deutschen Gesellschaft für Strukturelle Integration*. Autor mehrerer Bücher und verschiedener Aufsätze in Fachzeitschriften.

Anschrift:
Stadtstraße 9a
D - 79104 Freiburg
Tel.: 0761 - 42793
hgbreck@online.de
www.rolfing-praxis.de

Inhalt

Vorwort

Über die Methode der *Strukturellen Integration*, meist unter dem Namen *Rolfing** bekannt, gibt es inzwischen eine Reihe Bücher. Es gab bislang jedoch keines, das sich speziell mit der Anwendung für ältere Menschen beschäftigt. Das vorliegende Buch füllt diese Informationslücke.

Ich möchte nicht nur über Möglichkeiten und Grenzen der Strukturellen Integration informieren, sondern auch vielfältige Anregungen geben, wie sich ältere Menschen während und nach dem Prozess struktureller Integration im alltäglichen Leben unterstützen können.

Obwohl es in diesem Buch vordergründig „nur" um *körperliche* Probleme der Bewegung und Haltung des älteren Menschen geht, ist auch viel von seelischen Gesichtspunkten und menschenkundlichen Erwägungen die Rede.

Sie finden im Abschnitt „Weiterführende Hinweise" Literaturangaben für Bücher, die einige der für dieses Buch relevanten Themen vertiefend behandeln.

Ich verwende im Text häufig den Begriff *Leib* anstelle des Begriffs *Körper*. Denn im Wort *Leib* schwingen noch die Eigenschaften des Lebendigen mit. Das altgermanische Ursprungswort, *Lib*, bedeutete gleichzeitig Leben, während das lateinische Ursprungswort für Körper, *corpus*, gleichzeitig Leichnam bedeutet. Es erscheint mir nicht zufällig, dass der Körper-Begriff in unserer Kultur den Leib-Begriff lange Zeit verdrängt hat. Wurde und wird der Körper doch vielfach als Maschine, als mechanischer Apparat missverstanden und auch so behandelt. Demgegenüber möchte ich auch

---

* Die Begriffe Rolfing® und Rolfer™ sind registrierte Dienstleistungsmarken des *Rolf Institute of Structural Integration* (Boulder, Colorado/USA)

sprachlich verdeutlichen, dass der lebendige Leib mehr ist als seine physische Form und chemische Zusammensetzung. Allerdings habe ich bei etablierten Wortzusammensetzungen wie „Körpersprache" auf die Verwendung des Begriffes Leib („Leibessprache") verzichtet.

Um nicht jedes Mal männliche und weibliche Wortendungen in der Art von „der Klient/die Klientin" kombinieren zu müssen, verwende ich der Einfachheit halber im Buch abwechselnd männliche und weibliche Wortformen. Wenn sich aus dem Kontext nicht klar ergibt, dass eines der Geschlechter speziell gemeint ist, ist also stets von beiden die Rede.

Ich möchte mich an dieser Stelle bei den Frauen und Männern bedanken, die ich im Laufe der Jahre ein Stück ihres Weges begleiten durfte.

Mein Dank gilt auch Gabriele Hiniger für das kritische Durchsehen des Manuskripts und klärende Gespräche.

Hans Georg Brecklinghaus

Einleitung

Gerade im Alter leiden Menschen vielfach unter Rücken- und Gelenksbeschwerden, fühlen sich in ihrer Beweglichkeit eingeschränkt. Normalerweise suchen sie einen Orthopäden auf, der Krankengymnastik, Schuheinlagen und dergleichen verordnet. Gerade bei chronischen Problemen sind die Ergebnisse dieser schulmedizinischen Maßnahmen jedoch häufig unbefriedigend.

Die Gründe dafür sind vor allem darin zu suchen, dass man zum einen lokale Schwierigkeiten wie Wirbelsäulenschäden oder Knieprobleme nicht oder nicht allein durch lokale Maßnahmen beheben kann, sondern eher, indem man die Statik und die Bewegungsmuster des ganzen Menschen in Betracht zieht. Zum anderen greift eine Betrachtungsweise zu kurz, die die genannten Defizite des Bewegungssystems nur auf der mechanischen Ebene glaubt beheben zu können. Der lebendige Organismus ist jedoch auf Dauer nicht wie eine defekte Maschine zu reparieren, denn der Mensch ist eine komplexe Wesenseinheit von Körper-Seele-Geist.

Dieses Buch möchte Ihnen die *Strukturelle Integration* vorstellen, die von Dr. Ida Rolf entwickelt wurde. Die bekannteste Version dieser Methode ist das nach ihr benannte *Rolfing*. Das Ziel der Strukturellen Integration ist, die Körperstruktur dahingehend zu verbessern, dass sich ein Mensch mit weniger Energieaufwand freier entfalten kann und zu einem natürlichen Gleichgewicht findet.

Ein besonders fruchtbares Anwendungsgebiet ist die Arbeit mit älteren Menschen. Denn so genannte Alterserscheinungen sind in ihrem Verlauf und Ausmaß beeinflussbar. Niemand von uns weiß, wie unser Leben am Ende verläuft, wie es zuende geht. Aber die Lebensqualität kann gefördert werden. Dazu möchte die Strukturelle Integration beitragen. Sie kann die medizinische Vorsorge und Versorgung sinnvoll ergänzen. Das zeigt die Erfahrung vieler Jahrzehnte.

Dr. Ida Rolf hat die nach ihr benannte Methode in über dreißigjähriger Arbeit entwickelt.

Als Biochemikerin an der Rockefeller Universität in New York galt ihr Interesse in den zwanziger Jahren des 20.Jahrhunderts der Natur des Bindegewebes im menschlichen Körper. Daneben beschäftigte sie sich intensiv mit Yoga, Homöopathie und Osteopathie.

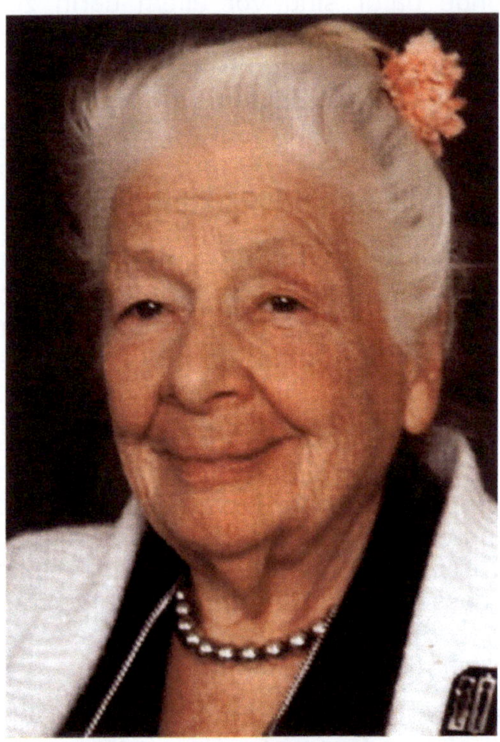

Abb. 1 Dr. Ida Rolf (1896-1979)

In den vierziger Jahren begann Ida Rolf mit Menschen zu arbeiten, deren Bewegungsbeschwerden auf schulmedizinische Behandlungsformen nicht ansprachen. Sie tat dies zunächst durch das Lehren bestimmter Bewegungsübungen, die sie aus dem Yoga abgeleitet hatte. Schrittweise kombinierte sie dieses Vorgehen mit manueller Arbeit am myofaszialen Gewebe (Faszien- und Muskelgewebe). Entscheidend war jedoch, dass sie die Struktur des menschlichen Körpers in Beziehung setzte zu dem übergeordneten Rahmen, den die Schwerkraft darstellt.

Im Laufe der Jahrzehnte hat sich diese Methode auf vielen Gebieten als hilfreiche leib-seelische Grundlagenarbeit bewährt. Zu nennen sind die Bereiche Gesundheitsvorsorge, Abbau chronischer Fehlspannungen, Probleme der Körperstatik in Form von Haltungsproblemen, Erweiterung und Optimierung der Bewegungsmöglichkeiten, Förderung leiblicher Empfindungs- und Ausdrucksqualitäten, Abbau chronischer seelischer Verkrampfungen, Unterstützung von Selbstheilungsprozessen bei chronischen Gelenkproblemen usw.

Die Methode beruht auf folgenden praktisch erprobten Grundannahmen:

1. Seelisches und leibliches Wohlbefinden hängen wesentlich von einem Körperbau ab, der in sich ausbalanciert eine harmonische Beziehung zur Erdanziehungskraft aufweist. Die meisten Menschen befinden sich in einer Art Kriegszustand mit der Schwerkraft, weil das Gleichgewicht ihres Körpers aus dem Lot geraten ist.
2. Unser Leib ist in seiner Gestalt form- und veränderbar. Deshalb ist es möglich, mit Hilfe einer bestimmten Behandlung der Faszien die räumliche Beziehung der Teile des Körpers zueinander zu verändern. Dies erlaubt eine mühelosere innere Aufrichtung und Bewegung des Menschen im Schwerefeld der Erde.

3. Während des Prozesses der strukturellen Integration entwickelt sich ein bewussteres Erleben des Leibes, der als Ausdruck der Gesamtpersönlichkeit verstanden wird.

4. Innere Aufrichtung und eine ebenso flexible wie stabile Struktur sind sowohl auf der leiblichen wie auf der seelischen Ebene eine Voraussetzung inneren Gleichgewichts.

Diese Grundlagen werden in der Strukturellen Integration praktisch umgesetzt durch einen Prozess, der – im weitesten Sinne – ein pädagogischer ist. Es handelt sich also nicht um eine Therapie im engeren Sinne, sondern es wird ein Weg beschritten, der auf Selbstheilungskräfte und gesunde Ressourcen im Menschen vertraut. Es findet ein Lernprozess auf verschiedenen Ebenen statt: Der Organismus lernt über die Vermittlung seines Nervensystems und über das Gedächtnis des Gewebes; die Seele lernt mit Hilfe des Organismus; der Geist lernt durch die Seele.

Was ist Rolfing® - Strukturelle Integration?

1. Grundlagen und Ziele

Körperstruktur und Schwerkraft

Wir Menschen müssen uns permanent mit der Schwerkraft auseinandersetzen. Diese einfache aber grundlegende Wahrheit ist uns nur selten bewusst. Denn wir können diese Kraft weder sehen noch hören, weder riechen noch anfassen. Sie haben vielleicht einen Bekannten, der ein zu kurzes Bein hat. Bei genauerem Hinsehen lässt sich feststellen, dass sich seine Wirbelsäule seitlich gekrümmt hat, weil sie die einseitige Gewichtsverlagerung ausgleichen muss. Ob wir uns bewegen oder im Ruhezustand stehen bzw. sitzen, wir müssen uns stets der Schwerkraft anpassen. Wir tun das meist ganz unbewusst durch feinste Gleichgewichtskorrekturen. Die Anpassung gelingt uns mehr oder weniger gut, mehr oder weniger ökonomisch.

Dieses Mehr oder Weniger hängt ganz wesentlich davon ab, wie harmonisch unsere Körperstruktur ausbalanciert ist. Was aber ist die Körperstruktur des Menschen?

Der Vielfalt der Bewegungsabläufe und Haltungen eines Menschen liegen bestimmte Muster zugrunde. Diese Muster bilden die *Struktur* des Menschen, d.h. seine individuelle und spezifische Form. Die Körperstruktur eines Menschen bestimmt den Spielraum, innerhalb dessen er bestimmte Haltungen einnehmen und bestimmte Bewegungen ausführen kann. Sie ist deshalb ein relativ stabiles Muster. Umgekehrt prägen Bewegungen bzw. Haltungen, die immer wieder nach dem gleichen Muster ablaufen, langfristig die Struktur des Körpers.

Wenn z.B. das Kniegelenk, welches hauptsächlich Aufgabe und Form eines Scharniers hat, über lange Zeit durch zusätzliche seitliche Drehbewegungen beim Vorwärtsgehen wie ein Sattelgelenk gebraucht wird, verändert das Gelenk mit seinen Muskeln, Bändern und Meniski Spannung und Form, bis diese tatsächlich dem instabilen Gebrauch des Knies entsprechen. Das Gelenk wird zusätzlichen Belastungen und einem unnötigen Verschleiß ausgesetzt.

Einen konkreten Begriff von der Körperstruktur können wir uns machen, wenn wir uns den menschlichen Leib in Teile gegliedert vorstellen: in Kopf, Hals, Schultergürtel, Brustraum, Bauch, Becken, Oberschenkel, Unterschenkel und Füße (Abb.2). Die Struktur des Körpers als Ganzes ist das Verhältnis, das die einzelnen Teile (Segmente) des Körpers im Raum zueinander einnehmen. Dieser Strukturbegriff ist allerdings erst dann vollständig, wenn er die Beziehung des Körpers zur Schwerkraft miteinschließt.

Wenn diese Körperteile senkrecht übereinander angeordnet sind, bildet die Verbindung ihrer Schwerpunkte eine innere senkrechte Linie im Menschen, die mit der senkrechten Schwerkraftachse zusammenfällt. In diesem Fall erzeugt das senkrecht nach unten gerichtete Körpergewicht einen senkrechten Gegendruck vom Boden her, welcher aufrichtend auf die Schwerpunkte der Körperteile zurückwirkt (Antigravitationsfaktor). Der Organismus braucht vergleichsweise wenig Energie, um sich im Gleichgewicht zu halten.

Diese strukturelle Anordnung der Teile zu einem ausgewogenen Gesamtorganismus ist leicht überprüfbar: Wenn wir einen Menschen von der Seite her anschauen und ein unsichtbares Lot fällen, so befinden sich im Idealfall die Kontrollpunkte Ohr, Schultergelenk, Ellbogen, Hüftgelenk, Knie und Fußknöchel nah an dieser Seitenlinie (Abb.2b).

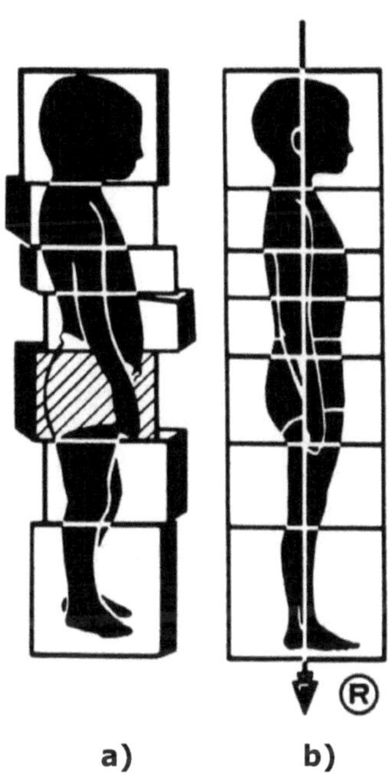

Abb. 2 Struktur im Stehen

a) Ungünstige Anordnung der Körpersegmente durch Rotationen und Kippungen.
b) Optimale Ordnung der Gesamtstruktur im Verhältnis zur Schwerkraft.

Wenn die Teile jedoch gegeneinander verschoben sind (Abb.2a), dann befinden sich ihre Schwerpunkte nicht mehr auf der Schwerkraftachse. Der Mensch muss nun zusätzliche Energie aufbringen, um dennoch im Gleichgewicht zu bleiben. Die Teile können auf der waagerechten Ebene nach vorn oder hinten (Abb.2a) sowie nach rechts oder links verschoben sein (Abb.3). Sie können außerdem um die drei Raumesachsen gekippt sein. So veranschaulicht Abb.1a die Drehung der

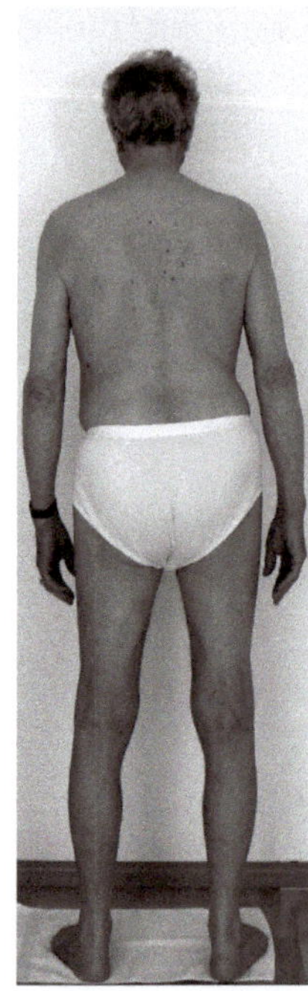

Abb. 3 Seitverschiebung und Seitneigung von Körpersegmenten.

Teile um die senkrechte Achse. Außerdem sehen wir, dass das Becken um die horizontale Achse, die von einer Seite zur anderen verläuft, gekippt ist. Abb.2 zeigt Drehungen um die Achse, welche von vorn nach hinten durch einen Körperteil hindurchführt: das Becken steht rechts höher als links, die linke Schulter ausgleichend höher als die rechte.

Ein solchermaßen aus dem Lot geratener Organismus muss sich *gegen* die Schwerkraft behaupten, was zu Stress und Verschleißerscheinungen der Gelenke führt. Kennzeichnend für eine ungünstige Körperstruktur ist, dass der Körper ein System von *Kompensationen* aufbaut, um sich in einem - allerdings energieaufwendigen - Gleichgewicht zu halten. Diese Kompensationen bedingen sich gegenseitig. Die Stellung jedes Körpersegmentes hängt also von der Stellung der anderen Segmente ab, so dass sich alle Teile in ihrer Lage wechselseitig bedingen.

Was gibt unserem Leib seine Gestalt?

Wenn Sie ein Lehrbuch über Physiologie und Anatomie aufschlagen, werden Sie darin folgende - hier etwas vereinfacht wiedergegebene - Beschreibung finden: Der „Bewegungsapparat" hat als statisches Element das Knochenskelett, welches die Form des Menschen bildet und ihn aufrecht hält. Die Gelenke werden von Muskeln überquert, welche durch Spannungsveränderung die Bewegungen einzelner Gliedmaßen bewerkstelligen. Die Faszien, also das Bindegewebe, werden

Sie kaum erwähnt finden. Dabei sind gerade sie es, welche als *Organ der Struktur* angelegt sind.

In Gestalt eines dreidimensionalen Netzwerkes durchziehen sie den ganzen Leib, vom Unterhautbindegewebe bis auf die Zellebene. Alle mechanisch relevanten Bindegewebsmembranen - Unterhautbindegewebe, Muskelfaszien, Knochenhaut, Bänder, Organfaszien, Umhüllungen der Nerven und Blutgefäße usw. - verbinden nicht nur, sie unterteilen auch, definieren räumliche Anordnungen im Körpergefüge. Die Muskelfaszien z.B. umhüllen die Muskeln als Ganzes, sowie deren Muskelbündel und Muskelfasern (Abb.4).

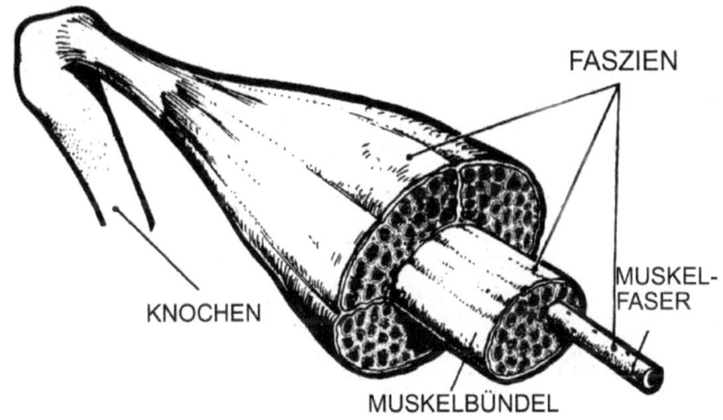

Abb. 4 Schichten der Muskelfaszien

Das Netzwerk aus Faszien ist in seinen räumlichen Beziehungen und in seiner überwiegend passiven Eigenspannung plastisch und formbar. Einerseits ist diese Tatsache ursächlich für Strukturveränderungen negativer Art. Kurzfristig sind es die Muskeln, die mit erhöhtem Energieaufwand ein hinreichendes Gleichgewicht aufrechterhalten. Langfristig jedoch wird dies durch Verstärkungen und Verkürzungen in bestimmten Faszienabschnitten und -schichten bewirkt. Andererseits wird die Formbarkeit des Bindegewebes bei der

Strukturellen Integration für positive Wandlungsprozesse genutzt.

Die äußerste Schicht stellt das Unterhautbindegewebe dar, das den ganzen Leib umgibt. Die Muskelhäute ermöglichen die Weitergabe von Spannungsveränderungen über verschiedene Körperabschnitte hinweg, weil diese Bindegewebshüllen einer Muskelkette - durch Sehnen und Knochenhaut miteinander verbunden - ineinander übergehen. Die Faszien bestimmen, wie frei benachbarte Muskeln übereinander gleiten können. Ein komplexes Zusammenspiel der Spannungszustände von Muskeln und der sie umgebenden Bindegewebshüllen bestimmt die Stellung der Knochen zueinander.

Wir stellen dem einseitig auf die Bedeutung des Knochengerüsts abhebenden traditionellen Bild vom Bewegungsapparat ein ebenso überspitztes, aber realitätsnäheres Bild gegenüber: Die Knochen des Skeletts schwimmen gleichsam in einem beweglichen Umfeld aus Muskeln, Bändern und Muskelfaszien sowie inneren Organen mit ihren Bindegewebshüllen. Dieses Milieu flexibler Spannungselemente definiert Bewegungsmöglichkeiten und –richtungen der Knochen. Die Knochen dienen dabei als feste Druckelemente. Stellen Sie sich ein aufgestelltes Zelt vor, dann wissen Sie, was gemeint ist: Zwar ist ein Zeltinnenraum ohne Zeltstangen unmöglich; aber die Stellung der Stangen wird durch den Spannungszustand der Zeltleinen und -planen bestimmt und gewährleistet.

Wie alle Vergleiche hinkt auch das Beispiel des Zelts ein wenig. Denn strenggenommen gehören auch die Knochen zum Bindegewebe/den Faszien. Weil sie essentiell aus demselben Stoff sind, wenn auch in anderer Zusammensetzung. Das bedeutet, dass auch die Knochen eine gewisse Elastizität haben, also nicht so starr sind wie die Zeltstangen in unserem Beispiel.

Kleine Faszienkunde

Bestandteile der Faszien:
- Kollagene (dehnbare, reißfeste Fasern)
- Elastin (elastisch wie ein Gummi)
- Bindegewebszellen (*Fibroblasten*)
- flüssige Grundsubstanz

Diese Bestandteile kommen in unterschiedlichen Bindegewebsarten unterschiedlich oft vor.

Faszienarten sind:
- Lockeres, faseriges Bindegewebe (z.B. im Raum zwischen Bauchorganen)
- Elastisches Bindegewebe (z.B. in dehnbaren Organen wie Lunge und Blase)
- Parallelfaseriges, straffes Bindegewebe (z.B. Sehnen, Bänder, Muskelhüllen)
- Unregelmäßiges Bindegewebe (z.B. Unterhautbindegewebe und Hirnhaut)
- Retikuläres Bindegewebe (z.B. frisch verheilte Narben)
- spezielles Bindegewebe (z.B. Fettgewebe und Knorpel

Die Faszien haben vier Grundfunktionen:
- umhüllen, polstern, schützen, stützen, Struktur geben
- Übertragen und speichern von Kraft, Spannung halten und Dehnen
- Stoffwechselaktivität und Beteiligung am Immunsystem, Empfangen und Weiterleiten von Reizen und Informationen

Die Schwerkraft vor allem ist es, die permanent Zug- und/oder Druckspannungen im Körper erzeugt. Zugspannungen entstehen vorwiegend im faszialen Netzwerk, welches ein geschlossenes System von Umhüllungen innerhalb von Umhüllungen bildet. Druckspannungen dagegen werden in den Füllungen der Bindegewebsmembranen erzeugt, also in den Knochen und allen anderen von Bindegewebe umhüllten Gewebsarten (hydrostatisches Modell).

Die zentrale Fragestellung der Strukturellen Integration lautet: Wie müssen sich die Teile des Körpers räumlich zueinander verhalten, damit die Schwerkraft ihn nicht deformiert, sondern eine positive Ordnungsfunktion übernimmt, sodass sich die Struktur des Menschen an ihr orientieren und aufrichten kann? (Abb.5) Dieser zentrale Ansatz führt in Theorie und Praxis zu umfassenderen Fragestellungen nach der Beziehung zwischen Struktur und Funktion (Bewegung, Atmung, Stoffwechsel usw.).

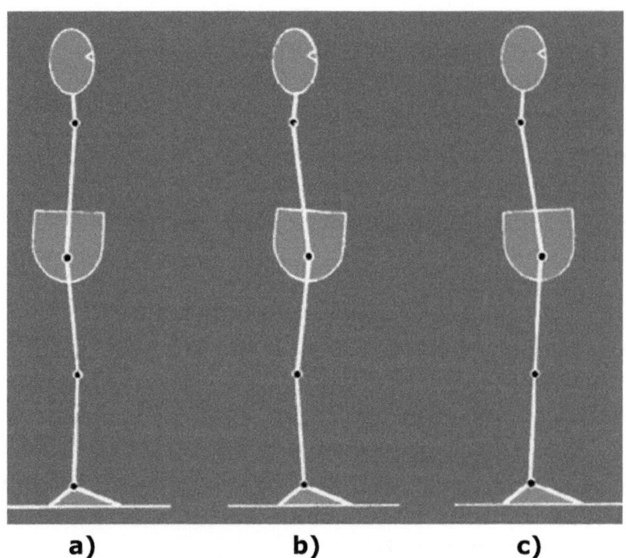

Abb. 5 Grundtypen struktureller Formen:

a) Optimale Körperstruktur

b) Becken nach vorn geschoben und nach vorn gekippt, Knie überstreckt.

c) Becken nach vorn geschoben und nach hinten gekippt.

Da der Mensch immer in Bewegung ist - selbst ruhiges Sitzen oder Stehen ist nur durch feinste ausbalancierende Bewegungen möglich -, ist das oben beschriebene strukturelle Ideal nur dann von Wert, wenn es sich in der *Bewegungsqualität* manifestiert. In diesem Sinne ist eine Struktur dann optimal, wenn sie Bewegungsformen ermöglicht, die den geringstmöglichen Energieaufwand und ein Minimum an Anstrengung erfordern.

Welche Einflüsse können eine Körperstruktur verändern?

Wenn Sie Haltung und Gang eines Menschen beobachten, nehmen sie ganz individuelle Muster wahr. Diese Eigenarten bestehen so gewohnheitsmäßig, dass sie einer Person meist gar nicht bewusst sind. Sie sind Ausdruck und Ergebnis der persönlichen Lebensgeschichte.

Es ist sinnvoll, zwischen *Haltung* und *Struktur* zu unterscheiden. Unsere Haltung ist willentlich beeinflussbar, jeden Moment können wir sie verändern. Die Struktur dagegen ist willkürlichen Veränderungen weitgehend unzugänglich. Deshalb ist es vergeblich, wenn ein Mensch mit eingesunkenem Brustkorb sich ermahnt: „Halt' dich gerade!" Eine kurze Zeit mag eine Verbesserung gelingen. Dann fällt er jedoch wieder in die gewohnte Haltung zurück, weil diese Ausdruck seiner fixierten Struktur ist. Eine „gute Haltung", die sich durch Anmut und Leichtigkeit auszeichnet, ergibt sich nicht durch mühevolles Sich-Halten, sondern durch die Befreiung von strukturellen Einschränkungen.

Die Erfahrungen jedes Menschen prägen Körperbau und Bewegung. Vielfältige Einflüsse geistig-seelischer wie leiblicher Art binden und überlagern sich zu einer komplexen individuellen Struktur. Zunächst vielleicht nur unmerkliche Veränderungen der Körperstatik können sich im Laufe der Jahre zu gravierenden Fehlformen auswachsen, die dann die Haltung weitgehend festlegen. Seelische Traumata, Unfälle, Operationen, Krankheiten und kulturell bedingte Haltungsgewohnheiten (Abb.6) können schließlich zu verfestigten Struktur- und Bewegungsmustern führen. Schauen wir uns zwei Beispiele an:

Eine Sportverletzung am rechten Hüftgelenk kann dazu führen, dass die linke Körperhälfte einseitig beansprucht wird (Schonhaltung). Mit der Zeit verkürzen und verdicken die Faszien der linken Becken- und Beinseite, und die betroffenen Muskeln werden unbeweglicher. Es entsteht eine ungleiche Belastungssituation durch ungleiche Gewebespannung. Die Körperteile werden aus ihrer natürlichen Anordnung gezogen. Verkürzungen in einem Teil führen zu einem Ausgleich in anderen Körperregionen, etwa entlang der Wirbelsäule, um die Statik auszugleichen. Die Schwerkraft übt dabei einen stetig verstärkenden Einfluss auf alle Unausgewogenheiten aus.

Ein anderes Beispiel: Ein Mensch verinnerlicht im Laufe seines Lebens die Einstellung, dass er um alles stets kämpfen muss. Dieses Lebensgefühl macht sich durch

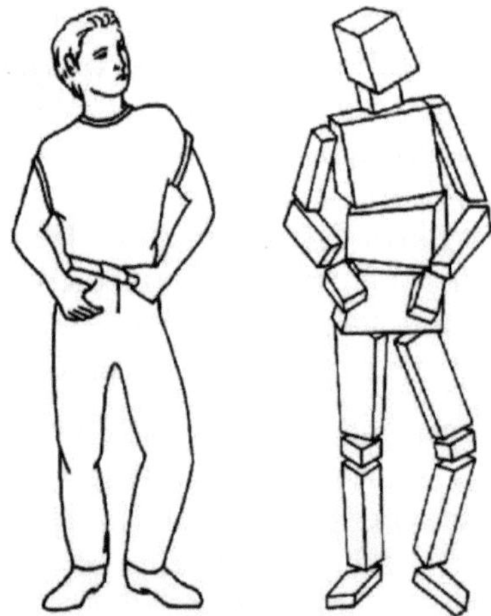

Abb. 6 Gewohnheitshaltung

einen vorgestreckten Brustkorb und zurückgezogene Schultern bemerkbar. Eine solche seelisch bedingte Haltung führt zu einer Verengung des oberen Rückens durch chronische Anspannung der Muskulatur um die Brustwirbelsäule und zwischen den Schulterblättern. Auch in diesem Fall verfestigen und verkürzen sich Muskeln und Faszien in diesem Körperabschnitt, was zu Reaktionen in anderen Regionen führen kann, z.B. zu Hohlkreuz und durchgedrückten Knien.

Unter dem ständigen Wirken der Schwerkraft überlagern und kombinieren sich all diese Einflüsse im Laufe der Zeit zu strukturellen Mustern, d.h. die räumlichen und Spannungsverhältnisse im myofaszialen Gewebe verfestigen sich.

Welche Ursachen auch immer in Frage kommen: Fatal ist neben den Strukturveränderungen, dass Stoffwechsel und Durchblutung in unelastischen, verklebten und verdickten Gewebezonen gestört sind, ein höherer Energieaufwand für Bewegungen erforderlich ist, Gelenke sich vorzeitig abnutzen, degenerative Prozesse und funktionale Beschwerden auftreten. Atmung und Organe können nicht mehr völlig frei arbeiten. Denken Sie nur an einen Menschen mit ständig eingesunkenem Brustkorb. Vielleicht nehmen Sie einmal bewusst eine solche Haltung ein: Spüren Sie, wie die Atmung eingeschränkt wird?

Darüber hinaus beeinträchtigt eine chronisch angespannte Befindlichkeit auch das Fühlen und die seelische Flexibilität. Das vegetative Nervensystem pendelt sich auf einem zu hohen Spannungsniveau ein.

Wenn sich aber aufgrund der Formbarkeit des Bindegewebes die Körperstruktur ungünstig verändern kann, dann muss auch eine Umkehrung möglich sein. Es muss möglich sein, unausgewogene Spannungsmuster wieder mehr ins Gleichgewicht zu bringen. Genau dies war die Erkenntnis von Ida Rolf. Die promovierte Biochemikerin stellte einen Zusammenhang her zwischen den Faktoren Struktur, Schwerkraft, Bindegewebe und Formbarkeit des Leibes. Im Laufe langjähriger praktischer Arbeit entwickelte sie einen Weg zur mühelosen Aufrichtung eines ausbalancierten Menschen im Schwerefeld der Erde.

Ziele der Strukturellen Integration

Obwohl Rolfing-Strukturelle Integration mehr als nur körperliche Veränderungen bewirken kann, sind die Absichten eines Behandlers (Berufsbezeichnungen: Rolfer, Structural Integrator) doch zunächst einmal „nur" struktureller Art. Das allgemeine Ziel ist, die Körperstruktur dahingehend zu verbessern, dass der Mensch sich in größerer Harmonie mit der Schwerkraft bewegen kann.

Die Besonderheiten jedes Alters, jeder Lebensphase werden angemessen berücksichtigt.

Das allgemeine Ziel lässt sich in folgende wesentliche Teilziele gliedern:

1. Die Körperteile sollen sich um eine gedachte innere Linie herum organisieren, die beim aufrechten Stehen annähernd mit der Schwerkraftachse zusammenfällt. Diese innere Linie führt vom Scheitelpunkt des Kopfes entlang der Vorderseite der Wirbelsäule durch den Beckenboden nach unten und erstreckt sich zwischen Knien und Fußknöcheln bis zum Boden (siehe Abb.2 Auf S.9). Sie dient der Ausrichtung des Körpers im Schwerefeld der Erde. Sie ist ein Organisationsprinzip, von dem unsere Bewegungen ausgehen können und zu dem sie wieder zurückkehren.

2. Herstellung eines optimalen Gleichgewichts zwischen Körpervorderseite und –rückseite (Abb.7). Oftmals verwechseln Menschen eine überstreckte Körperhaltung mit aufrechter Haltung und überkompensieren so eine ungünstige Körperstruktur.

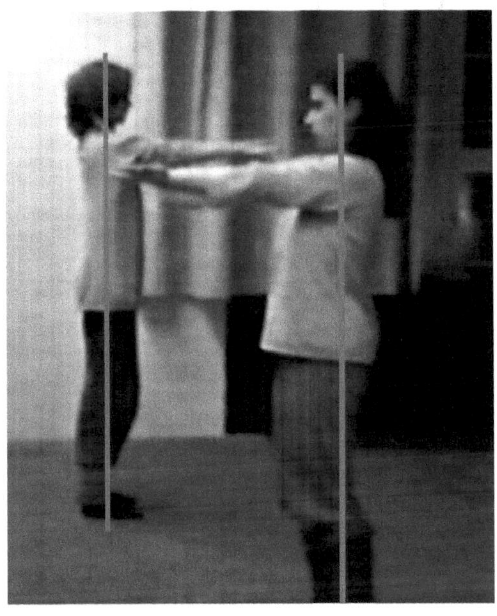

Abb. 7 Frau links: Gleichgewicht zwischen vorn und hinten. Frau rechts: Der Körper ist nach vorn durchgebogen, gestörtes Gleichgewicht zwischen vorn und hinten.

3. Ausgeglichene Spannung zwischen Beuge- und Streckmuskeln des Körpers, den sogenannten Agonisten und Antagonisten. Gelöstes Stehen, Sitzen und Gehen ist nur möglich, wenn Beuger und Strecker *mit*einander statt gegeneinander arbeiten.

Wenn ein Beugemuskel anspannt, sollte sich der zugehörige Streckmuskel ungehindert verlängern können. Dies gilt für die Bewegung einzelner Gliedmaßen ebenso wie für eine Bewegung größerer Körperregionen. So bestimmen beim Vorbeugen des Oberkörpers die Spannungsverhältnisse zwischen den Beugern der Körpervorderseite (z.B. Bauchmuskeln) und den Streckern des Rückens das Verhältnis von Vorder- und Rückseite des Körpers. Wenn Beugemuskeln und Streckmuskel harmonisch zusammenarbeiten, bleibt der Rumpf lang und der Innenraum des Organismus wird nicht eingeengt.

4. Relative Symmetrie beider Körperhälften, also ein *annäherndes* Gleichgewicht beider Körperseiten, was durchaus ein gewisses Maß an Asymmetrie beinhaltet. Denn zum einen sind beide Hälften im Innern organisch unterschiedlich aufgebaut, zum anderen gibt es individuelle Gegebenheiten wie Rechts- oder Linkshändigkeit, die eine absolute Symmetrie ausschließen.

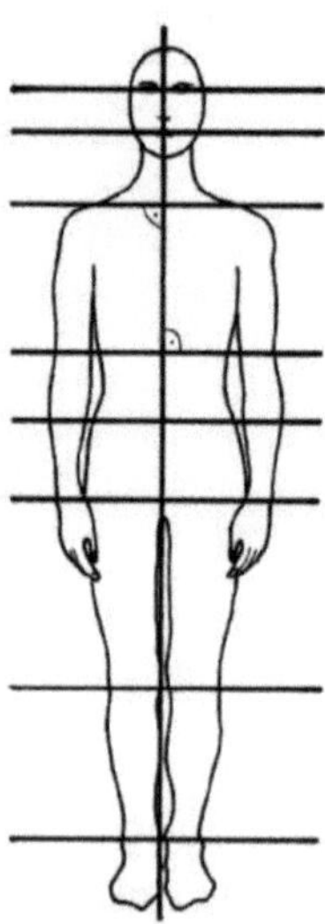

Abb. 8 Horizontale Anordnung der paarigen Gelenke sind Ausdruck einer Rechts-Links-Symmetrie

5. Im Zusammenhang mit diesem Rechts-Links-Gleichgewicht steht die waagerechte Anordnung der paarigen Gelenke beider Körperhälften (Abb.8). Sprunggelenke, Knie, Hüftgelenke, Hand- und Ellbogengelenke, Schultern und Bissebene der Kiefergelenke sollten sich auf einer waagerechten Ebene befinden.

6. Möglichst geringer Energieaufwand bei jeder Bewegung, was Gelassenheit und Anmut der Bewegung ausmacht. Dieses Ziel ist nur erreichbar, wenn der Mensch bei Bewegungen durchlässig ist für die Bewegungsenergie, so dass der ganze Leib harmonisch am Bewegungsimpuls beteiligt ist. Ferner müssen die jeweils oberen Teile von den tiefer gelegenen gut unterstützt werden.

7. Unerlässliche Voraussetzung für einen möglichst geringen Energieaufwand ist auch, dass die Bewegung vor allem durch eine Tonus*reduzierung* der Gegenspielermuskeln (Antagonisten) sowie des Leibes insgesamt *initiiert*, dann von den *inneren* (intrinsischen) Muskeln begonnen wird, und erst danach von der *äußeren* (extrinsischen) Muskulatur fortgeführt wird. Auf diese Weise geht Bewegung von der Leibesmitte aus und übersetzt sich dann in Arme und/oder Beine, wobei Rumpf und Gliedmaßen sich eher verlängern als verkürzen. Eine solche Qualität der Bewegung beinhaltet immer *zwei* Richtungen: Die erste Richtung ist die beabsichtigte Bewegungsrichtung. Diese wird ergänzt durch die mehr oder weniger entgegengesetzte Richtung, von der aus ich mich bewege (Abb.9). Oft ist sie identisch mit der Richtung der Schwerkraft nach unten.

8. Ein frei fließender Atem. Dies setzt angemessene und frei bewegliche Atemräume voraus.

9. Förderung von Gleichgewichts- und Bewegungssinn sowie eine Sensibilisierung für die Aufmerksamkeit nach außen, d.h. für den räumlichen und zwischenmenschlichen Kontext, innerhalb dessen Bewegung stattfindet.

Wichtig: Alle Teilziele wirken aufeinander und bedingen sich gegenseitig.

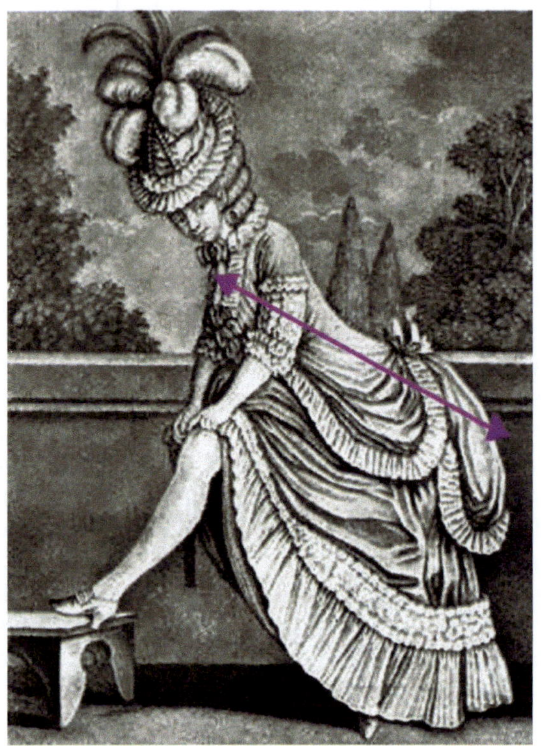

Abb. 9 Ausdehnung in zwei Richtungen zwischen Brustbein und Sitzknochen

3. Vorgehensweise

Die Methode

Allgemein gesprochen geht es darum, den Faszien und den Muskeln eine angemessene Spannung und ihren Raum wiederzugeben. Dies wird auf der einen Seite durch eine Differenzierung der Teile und Schichten des Körpers erreicht, damit diese sich frei und unabhängig voneinander bewegen können. Auf der anderen Seite geht es um eine Integration der Teile des Organismus zu einem Ganzen. Dies bedeutet, dass die Teile zu einer Einheit auf höherem Niveau finden sollen, um sich ökonomischer und harmonischer bewegen zu können. Beide Gesichtspunkte - Differenzierung und Integration - sind in der Behandlung stets präsent.

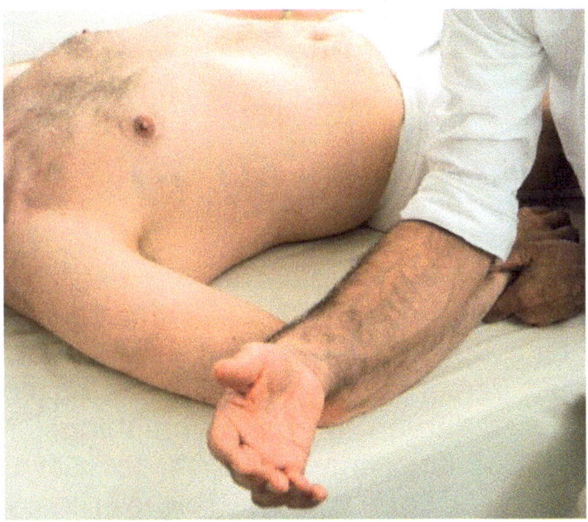

Abb. 10

Differenzieren kann Lösen bedeuten. Häufig gleiten benachbarte Muskeln nicht frei aufeinander, sondern sind miteinander „verbacken". Die Folge ist, dass bei Bewegungen oftmals Muskeln (mit)eingesetzt werden, die dafür gar nicht vorgesehen sind. Der Behandler löst diese verklebten Gewebeschichten, während der Klient durch bestimmte Bewegungen der entsprechenden Gliedmaßen eine einfachere, effektivere Bewegungsart über das Nervensystem verinnerlicht. So können Muskeln wieder ihren vorgesehenen Platz und ihre natürliche Aufgabe übernehmen.

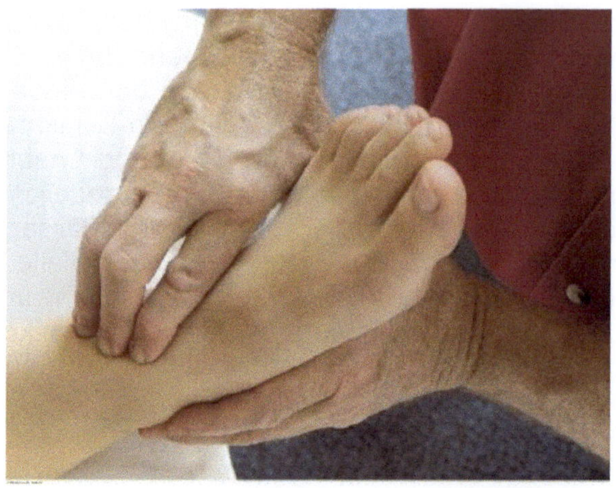

Abb. 11

Differenzieren bedeutet ferner das Dehnen chronisch verkürzter Faszien und Muskeln. Diese Dehnung ist freilich keine rein mechanische Angelegenheit. Auch hier spielt ein Lernprozess auf der Ebene des Nervensystems eine Rolle. Muskeln und besonders ihre Faszien werden versorgt durch bestimmte Reizempfänger innerhalb ihrer Nerven. Diese Reizempfänger reagieren auf starkes und langsames Dehnen des Gewebes dergestalt, dass sie über das zentrale Nervensystem zu einer Verlängerung der Gewebefasern führen. Hier ist die Kombination von manueller Behandlung und aktiver Bewegung des Klienten wichtig. (Abb.12)

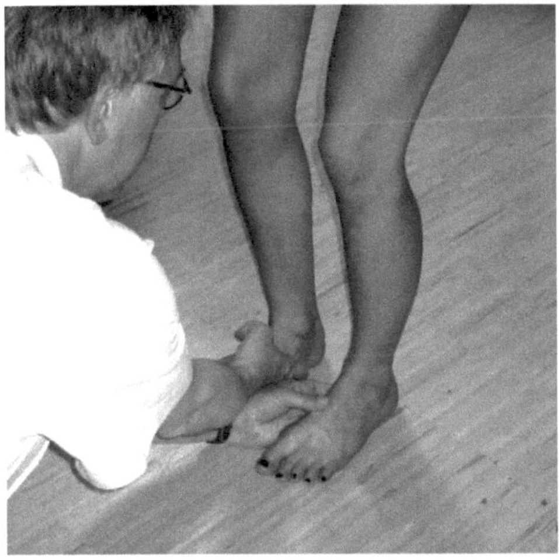

Abb. 12 Harmonisches Zusammenspiel von Fuß- und Kniegelenken in der Bewegung

Die Integration im Rahmen der Behandlung erfordert es, dass der Behandler während der Sitzungen darauf schaut, welche inneren Beziehungen und Zusammenhänge die individuelle Körperstruktur aufweist. Die Arbeit in einzelnen Leibesregionen bezieht sich stets auch auf die Rolle, die diese im Gesamtzusammenhang spielen. Deshalb kann die Behandlung eines bestimmten Gebietes durchaus auf eine Wirkung in einer ganz anderen Leibesregion zielen. Die Integration ist der für den Behandler anspruchsvollere Teil der Arbeit, denn es kommt darauf an, eine in sich stimmige Struktur anzustreben, die den Möglichkeiten und Bedürfnissen des konkreten Individuums entspricht.

Zwischen Behandler und dem Klient entsteht eine überwiegend nonverbale Kommunikation auf verschiedenen Ebenen, die eng miteinander verknüpft sind. Eine Ebene ist die der Bewegungsempfindungen. Das Nervensystem bekommt Hilfen und Informationen, eingeprägte Bewegungsmuster aufzugeben und sich neue Möglichkeiten zu erschließen; man könnte auch sagen, „vergessene" Möglichkeiten wiederzuentdecken. Dies veranlasst später nach Beendigung der Behandlung das Bindegewebe, sein räumliches Netz weiter umzubauen.

Eine andere Ebene ist die Bildung bzw. Verfeinerung des Leibbewusstseins. Die Sensibilisierung für somatische Empfindungen soll helfen, die innere Achtsamkeit für positive und negative Einflüsse auf Organismus und Seele zu wecken oder zu steigern. Das trägt zur Dauerhaftigkeit der strukturellen Veränderungen bei. Hier sind gezielte Bewegungsübungen nützlich, um ökonomischere Haltungs- und Bewegungsmöglichkeiten zu erschließen. Außerdem geht es um ein feines Gespür für Situationen und Umstände in den persönlichen Beziehungen, die bestimmte seelische Befindlichkeiten und davon geprägte Bewegungen und Haltungen hervorrufen.

Damit ist eine dritte Ebene angesprochen, die geistig-seelische. Während oder zwischen Sitzungen kann es zu Gefühlsäußerungen wie Lachen, Weinen, Zorn und Erleichterung kommen. Alte oder aktuelle seelische Verletzungen, die im Gewebe und im autonomen Nervensystem „gespeichert" sind, kommen manchmal an die Oberfläche und äußern sich in unbewussten Reaktionen oder – je nach Altersstufe - in Form bewusster Erinnerungen bzw. Einsichten. Der Behandler bietet den Raum und die Unterstützung, solche Gefühle und Reaktionen zuzulassen. Gelegentlich erweist sich eine begleitende oder an die Strukturelle Integration anschließende Psychotherapie als sinnvoll.

Die meisten Faktoren, die zu Verkürzungen, Verdickungen oder Verklebungen des myofaszialen Gewebes führen, kann man auch als *Stressfaktoren* bezeichnen. Die Fähigkeit des Organismus, entsprechend der jeweiligen Situation dynamisch zwischen Anspannung und Entspannung wechseln zu können, ist oft auf die eine oder andere Art gestört. Nicht selten werden bei der Strukturellen Integration frühere Traumata wie z.B.

Unfälle buchstäblich berührt. Dies ruft entsprechende Reaktionen des autonomen Nervensystems hervor.

Hier sind differenziert abgestimmte und einfühlsame Interventionen manueller und verbaler Art nötig, um eine *Stressauflösung* zu erreichen (Abb.13). Auf diese Weise können spontane Selbst-heilungsprozesse seelischer Art in Gang kommen. Über die aktuelle Situation hinaus wird - durch ein flexibles Gleichgewicht im Vegetativum - seelische Ausgeglichenheit angeregt. Der Organismus lernt mit Stress besser umzugehen.

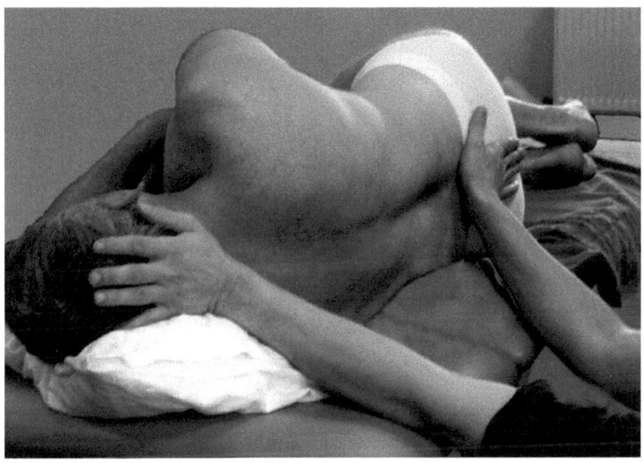

Abb. 13

Alle Einflussmöglichkeiten (Gewebebehandlung, sensorische und funktionale Schulung, vegetative Ebene) sind auf der physischen Ebene über das Nervensystem eng miteinander verknüpft.

Insgesamt verfügt ein Behandler über ein weitgefächertes Spektrum von angewandten Verfahren. Im Vordergrund stehen myofasziale Techniken sowie die craniosacrale Behandlung. Außerdem werden diverse Methoden der Schulung sensorischer Wahrnehmung und gezielter Bewegungsübungen angewandt (Abb.14).

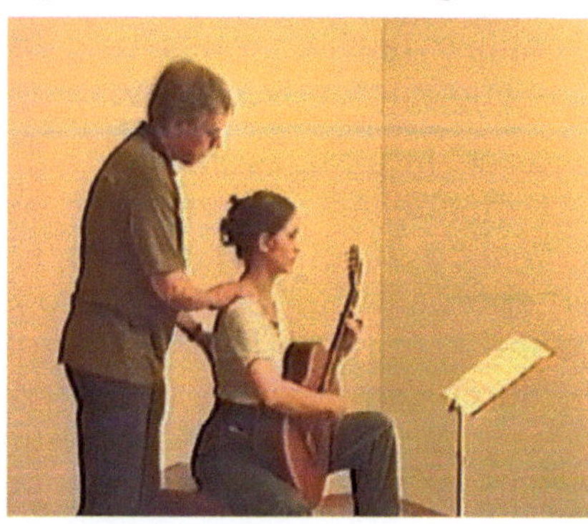

Abb. 14 Bewegungswahrnehmung und –veränderung durch Rolf-Movement

Allgemeiner Ablauf des Prozesses struktureller Integration

Dieser Prozess ist ein ganz persönlicher Prozess. Denn die Bedürfnisse und Prioritäten sind ganz individuell. Während z.B. ein Mensch eher starr überstreckt dasteht und zu wenig Beweglichkeit besitzt, ist ein anderer in sich zusammengesunken und hat möglicherweise überbewegliche Gelenke. Weist der eine Hohlfüße und ein nach vorn gekipptes Becken auf, so geht es bei dem anderen um Senkfüße und ein nach hinten gekipptes Becken. Ein Klient braucht mehr Stabilität und Erdverbundenheit, der andere mehr Flexibilität und Leichtigkeit. Außerdem kann es durchaus geschehen, dass strukturelle Probleme während einer Sitzung zugunsten seelischer in den Hintergrund treten. In jedem Fall geht es um persönliche Lösungen für unterschiedliche Schwierigkeiten und Herausforderungen.

Am Anfang steht ein ausführliches *Einführungsgespräch* mit Ihnen, in dem die Erwartungen und Bedürfnisse abgeklärt werden. Ein erster persönlicher Kontakt entsteht.

Die Vorgeschichte (eventuelle Krankheiten, Verletzungen etc.) und wichtige Gegebenheiten der gegenwärtigen Lebenssituation werden abgeklärt.

Manche Klienten empfinden es als hilfreich, vor und nach der Sitzungsserie den eigenen Körper zu malen oder zu zeichnen. Ihr Bild vom eigenen Leib und seine Veränderung werden für sie anschaulich.

Vor und nach der Behandlungsserie werden in der Regel Fotos von allen vier Körperseiten gemacht, um die strukturellen Veränderungen zu dokumentieren. Außerdem dienen die Bilder dem Behandler zur Vorbereitung der einzelnen Sitzungen.

Die Behandlung besteht aus einer *Basisserie* von zehn Sitzungen, die systematisch aufeinander aufbauen und einen in sich abgerundeten Prozess darstellen.

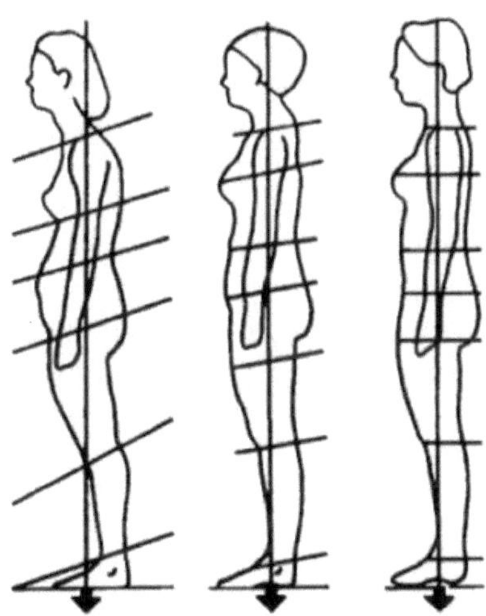

Abb. 15 Im Verlauf der Rolfing-Sitzungen kommen die Körpersegmente in eine horizontale Lage und ermöglichen so eine Aufrichtung der Person

Eine Sitzung dauert ca. 1,5 Stunden. Meist ist ein wöchentlicher Abstand zwischen den Sitzungen. Oft erweist es sich als sinnvoll, jährlich eine oder mehrere Nachsitzungen zu machen.

In der Zeit zwischen den Sitzungen erleben Klienten

außer den strukturellen und bewegungsbezogenen Veränderungen häufig auch ein verändertes Verhältnis zu sich selbst und zu ihrer Umwelt. Oft ist es wichtig, diese Erfahrungen und Wahrnehmungen zu besprechen, damit sie in die Persönlichkeit und in das Leben integriert werden können.

Wissenschaftliche Untersuchungen (Auswahl)

V.Hunt und W.Massey, Bewegungsrelevante Effekte der Strukturellen Integration (Rolfing) in Bezug auf Gehen, Heben, Werfen und Sitzen, California University, Los Angeles 1977:

Mit Struktureller Integration behandelte Personen wiesen gegenüber einer Kontrollgruppe folgende Merkmale auf:

- kürzere und krafteffizientere Muskelkontraktionen bei Bewegungen. Fließender Energieabschwung bei Muskelentspannung, besonders bei Bewegungen mit aufrechterhaltener und rhythmischer Kontraktion.
- weniger Muskelaktivität, also weniger Energieverbrauch in Körperbereichen, die nicht direkt in die Bewegung einbezogen sind, besonders bei den Antigravitationsmuskeln und den jeweiligen Antagonisten.
- Die Bewegungen waren fließender, weniger erzwungen und geräumiger.
- weniger unnötige („parasitäre") Bewegungen.

J.Silverman u.a., Psychosomatische Effekte der Strukturellen Integration (Rolfing), Confinia Psychiatrica, USA 1973

Mit Struktureller Integration behandelte Personen wiesen gegenüber einer Kontrollgruppe folgende Merkmale auf:

- Spontanere, offenere rhythmischere Reaktionen auf Umgebung und eigene kinästhetische und propriozeptive Sensationen
- Stressreaktionen waren der Situation entsprechend angemessener und flexibler

H.James, L. Castaneda, M.E. Miller, Th. Findley, Rolfing structural integration treatment of cervical spine dysfunction, California State University, Fresno 2008

Die Studie an 31 Patienten mit Halswirbelsäulen-Dysfunktionen konnte zeigen, dass Strukturelle Integration (Rolfing) die Schmerzen signifikant reduziert und den Bewegungsradius im Halsbereich vergrößert.

C.M. Talty, I. De Masi, J.E. Deutsch, Structural Integration applied to patients with chronic fatigue syndrome: a retrospective chart review, Journal of Orthopaedic & Sports Physical Therapy, 27(1), 1998

Diese Studie beschrieb signifikante Besserungen beim chronischen Ermüdungssyndrom.

Wie dauerhaft sind die Ergebnisse?

Die Möglichkeit einer größeren Balance des Organismus ist in jedem von uns angelegt. Sie ist eine natürliche Eigenschaft, der „nur" Raum zur Entfaltung gegeben werden muss. Dieses biologische Gesetz, dem zufolge Organismen danach streben, eine optimalere und feinere innere Ordnung zu entfalten, ist ein Grund, warum die Impulse der Strukturellen Integration relativ schnell greifen und in aller Regel dauerhaft sind.

Eine wesentliche Rolle spielt dabei die Schwerkraft. Eine Körperstruktur, die sich der Schwerkraft besser anpassen kann, wird indirekt von dieser unterstützt. Außerdem wirken die günstigen Bewegungsmuster, die sich entwickeln, fördernd auf die Körperstruktur zurück. Die neuen Bewegungsmuster veranlassen auch noch Monate nach Beendigung der Grundserie das Bindegewebe, sein dreidimensionales Netz weiter umzubauen.

Des Weiteren gewinnt der Organismus im Zusammenspiel von Gewebeveränderung und Nervensystem die Fähigkeit selbstregulierender Entspannungsmechanismen (zurück). Wenn sich z.B. Schulterverspannungen aufgebaut haben, stellen Klienten nach einigen Tagen vielleicht erstaunt fest, dass diese sich „von selbst" wieder zurückbilden. Vor der Strukturellen Integration war diese Anspannung dagegen eventuell chronischer Natur. Körperlicher und seelischer Stress kann erfahrungsgemäß danach angemessener und besser verarbeitet werden.

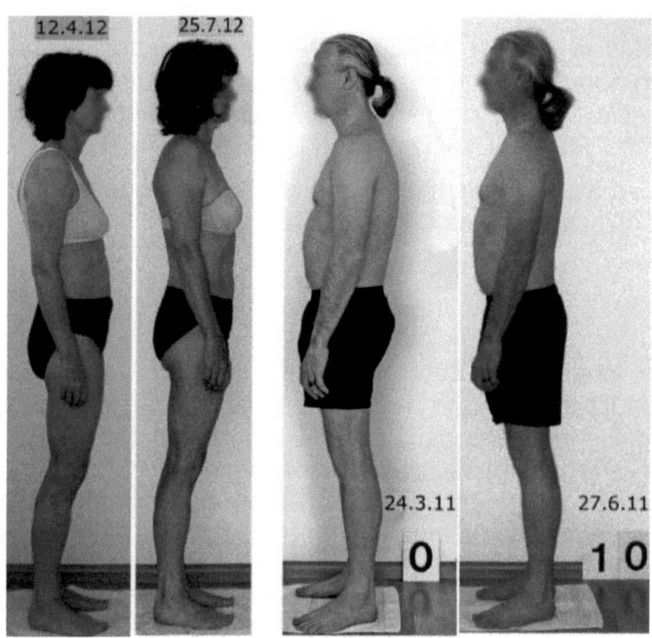

Abb. 16 Vor und nach zehn Sitzungen

Und nicht zuletzt tragen ein besseres Leibesempfinden sowie seelische und vegetative Veränderungen zur Dauerhaftigkeit der erzielten Resultate bei. Die Qualität des „Dauerns" hängt auch vom Einzelnen, seiner Bewusstheit und aktiven Mitarbeit ab.

Natürlich können eine schwere Krankheit, ein Unfall oder eine tiefgreifende seelische Krise einen Menschen wieder ein Stück weit aus dem Lot bringen. Solche Erlebnisse können jedoch in Nachsitzungen aufgearbeitet werden.

Wie schmerzhaft ist die Behandlung

Menschen erleben die Behandlung unterschiedlich. Manche haben vor allem angenehm spannungslösende Empfindungen, andere fühlen in bestimmten Leibesgegenden Schmerz, wenn verhärtete Gewebeschichten „auftauen". Meist handelt es sich dabei jedoch um ein Gefühl von *Wohlschmerz*.

Schmerz ist keine *direkte* Reaktion auf einen äußeren Reiz. Vielfältige Zwischenstationen von Wahrnehmung und „Interpretation" dieser Wahrnehmungen in Nerven und Gehirn werden durchlaufen, bevor ein Reiz sich als Schmerz oder eine andere Empfindung bemerkbar macht. Zunächst filtern und bewerten peripheres und zentrales Nervensystem Reize. Dabei spielen Lebenserfahrungen eine große Rolle. Ein Mensch, der in seinem Leben oft Schmerz verspürt hat, ist in gewisser Weise auf diese Empfindung „trainiert", d.h. er antwortet sehr sensibel auf Reize, die diese Erfahrung ansprechen.

Es kann auch sein, dass schmerzhafte Gefühle wie Traurigkeit oder Verzweiflung verdrängt worden sind, die dann im vegetativen Nervensystem und in bestimmten Leibesregionen gespeichert und durch chronische Anspannung zurückgehalten werden. Bei der Strukturellen Integration können diese verdrängten Gefühle wieder auftauchen und sich dann als leiblicher Schmerz äußern. Das gilt natürlich auch für früher erlittene Unfall- oder Operationsverletzungen. Des Weiteren wird manchmal unbewusste Angst vor Veränderung in Schmerzempfindungen umgewandelt. Genaugenommen verursacht nicht die Behandlung Schmerz, sondern alte Schmerzen tauchen auf - und können nun verarbeitet und aufgelöst werden.

In jedem Fall gilt: Wenn unangenehme Empfindungen wie Schmerz auftauchen, kann ein Klient dem Behandler jederzeit durch ein „Halt" eigene (momentane) Grenzen signalisieren.

Anwendungsgebiete bei älteren Menschen

1. Entwicklung und Themen des Alters

Was man in der Jugend sucht, findet man im Alter.

Johann Wolfgang von Goethe

Überblick

Wenn wir über die Entwicklung des Menschen sprechen, so reden wir naturgemäß über eine ganzheitliche leiblich-seelisch-geistige Entwicklung.

Psychosomatik darf nicht nur *räumlich* aufgefasst werden in dem Sinne, dass die Seele etwas im Leib und der Leib etwas in der Seele bewirkt. Vielmehr muss Psychosomatik auch *zeitlich* aufgefasst werden. Denn die Wesensanteile des Menschen (physischer Leib, Lebens- und Entwicklungskräfte, Seele, Ich) entwickeln sich nicht gleichzeitig, sondern in verschiedenen Lebensabschnitten und auf unterschiedliche Art. Ferner haben die genannten Wesensanteile in unterschiedlichen Lebensphasen verschiedene Aufgaben und wirken in unterschiedlichen Lebensphasen verschieden aufeinander ein.

Auf der physischen Ebene haben wir es mit folgenden Alterserscheinungen zu tun:

- Verminderung der Gelenkflüssigkeit = erhöhte Bereitschaft für Gelenksveränderungen und -arthrosen
- Die Grundsubstanz des Bindegewebes/der Faszien dehydriert zunehmend, zusätzliches Kollagen wird dadurch eingelagert und die Elastizität nimmt ab.

- Verkalkung und Verknöcherungen an den Randpartien der Gelenkknorpel
- Verringerte Elastizität und Dehnbarkeit von Sehnen und Bändern
- Verlust an Mineralsalzen in den Knochen, Abnahme von Knochendichte und Knochenmasse (bes. bei Frauen)
- Reduzierter Bewegungsspielraum der Gelenke
- Nachlassende Feinmotorik
- Verringerte Muskelkraft
- das Phänomen der „Trippelschritte" beim Gehen
- Eingeschränkte kontralaterale Bewegung der Arme beim Gehen

Die Geschwindigkeit der Alterungsprozesse ist allerdings u.a. von der Leitfähigkeit der Faszien/des Bindegewebes abhängig.

Dass Alterungsprozesse durch Strukturellen Integration (Rolfing) verlangsamt, abgemildert bzw. teilweise korrigiert werden können, darauf deuten neben den praktischen Erfahrungen (Abb.17 und 18) verschiedene Untersuchungen mit über 60jährigen, noch selbständig lebenden Menschen hin. Laut diesen Studien gibt es eine Reihe von Kriterien für ungebrochene Lebenskraft, nämlich:

- die Atmungsqualität
- ein nicht trödelnder Gangstil
- die Möglichkeit, schnell vom Stuhl aufzustehen
- die Fähigkeit, auf einem Bein zu balancieren

(*British Medical Journal*, 2010)

Nichtsdestotrotz geht die Lebenskraft im Alter zurück, sie steht dem Körper nicht mehr in dem Maße zur Verfügung wie vorher, sondern arbeitet mehr im seelisch-geistigen Bereich.

Aber können wir überhaupt von „dem" Alter sprechen? Müssen wir nicht genauer differenzieren?

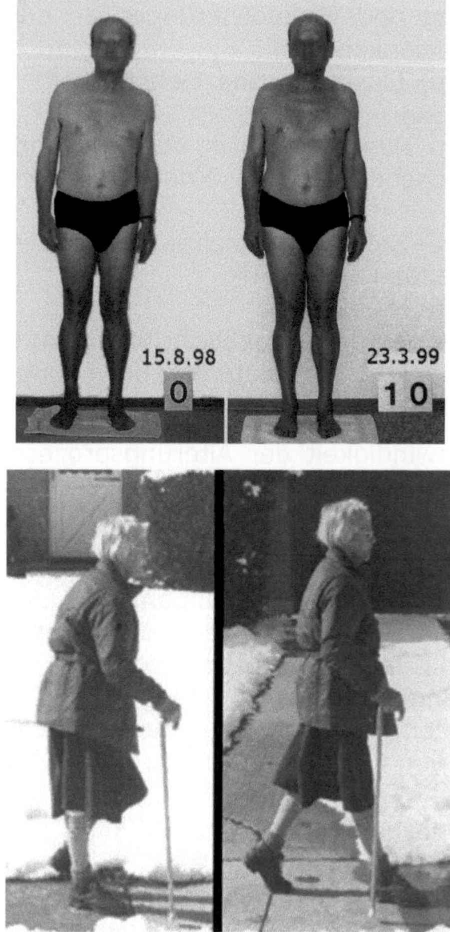

Abb.17 und **18** Dank der mechanischen und biochemischen Plastizität des Fasziennetzwerkes können Alterungsprozesse verlangsamt werden.

Im Gegensatz zu früher erreichen Menschen nämlich im Durchschnitt ein höheres Alter, d.h. das „Alter" dauert heute 10-20 Jahre länger. Hinzu kommt, dass Menschen heutzutage länger relativ gesund und entsprechend aktiver sind als in der Vergangenheit. Die Gründe für die erhöhte Lebenserwartung sind gesündere Lebensverhältnisse in Arbeit und Umwelt sowie Fortschritte in der Medizin. Entsprechend verändert ist auch das Lebensgefühl älterer Menschen. 65jährige sind heute so fit wie früher 50jährige. Eine deutliche Mehrheit der Älteren fühlt sich 10 bis 20 Jahre jünger als sie sind (*Allensbach-Institut*, 2012).

Daraus ergibt sich: Eine neue Lebensphase zwischen Berufsleben/Kindererziehung und hohem Alter ist entstanden. Nennen wir sie *junges Alter* oder *Zwischenzeit*, welche das Rentenalter bis ins hohe Alter umfasst, also von ca. 60 Jahren bis ca. 75 Jahren. 58% der Menschen dieser Altersgruppe fühlen sich nicht alt (*Allensbach-Institut*, 2012). Meist beginnt das Altsein im eigentlichen Sinne – gekennzeichnet von Gebrechlichkeit und daraus entstandener Abhängigkeit - erst jenseits der 75.

Selbstverständlich sind diese Altersangaben schematisierend, in Wirklichkeit überschneiden sich die Lebensphasen, und der körperlich-seelisch-geistige Entwicklungsverlauf ist individuell. Hinzu kommt: Lebensentwürfe bzw. –stile sind heute sehr viel variantenreicher als früher. Dennoch macht es Sinn, sich der hier gemachten Unterscheidung zu bedienen.

Junges Alter bzw. Zwischenzeit (60-75 Jahre)

Die Frau – und in anderer Weise auch der Mann - hat schon davor die ersten Vorboten der Veränderungen erlebt: die Wechseljahre.

Auf der seelischen Ebene erlebt die Frau eine vorher verborgene männliche Qualität, was ihr größere Selbständigkeit verleiht. Damit kann jedoch auch eine gewisse Verhärtung einhergehen. Der Mann erfährt eine vorher verborgene weibliche Qualität, was ihm größere Empfindsamkeit verleiht, die jedoch auch in Sentimentalität oder Depression abgleiten kann. Im günstigen

Fall besteht also für beide die Möglichkeit größerer Ganzheitlichkeit.

In der Regel geht die Berufstätigkeit zuende, wenngleich es auch Menschen gibt, die auch im „Rentenalter" weiter arbeiten; sei es aus Leidenschaft für ihre Tätigkeit, sei es aus finanziellen Gründen. Menschen, die vorher extrem karriereorientiert ausgerichtet waren, erleben oft im Rentenalter neben den ansteigenden leiblichen Gebrechen ein seelisches Ausgebrannt Sein.

Manche Männer versuchen durch die Gründung einer neuen Familie mit einer jüngeren Frau die anstehende Auseinandersetzung mit dem Älterwerden aufzuschieben.

Wenn Kinder da sind, sind diese inzwischen erwachsen geworden und haben das Elternhaus verlassen.

Neue Freiräume eröffnen sich. Damit verbunden stellt sich allerdings auch die Frage: Was fange ich mit dem Rest meines jetzigen Lebens an? Im günstigen Fall ergibt sich die Gelegenheit zu freier schöpferischer Betätigung und zu verstärktem sozialen Engagement. Manche Aktivität, die vielleicht an bislang unbefriedigte Jugendsehnsüchte rührt, kann jetzt in Erfüllung gehen.

Wenn die eigenen Eltern noch leben, sind diese in der letzten Lebensphase und es ergeben sich neue Herausforderungen in der Beziehung zu ihnen. Sei es, weil sie auf die Hilfe ihrer Kinder angewiesen sind bis hin zur Pflege und/oder, weil ihr absehbares Hinscheiden die eigene Beziehung zu ihnen noch einmal intensiviert und in neuer Weise färbt.

Hohes Alter (75 Jahre plus)

Die bereits erwähnten körperlichen Abbauprozesse machen sich verstärkt bemerkbar durch die sogenannten Zipperlein des Alters oder durch Erkrankungen, mit denen man sich meist mehr als früher auseinandersetzen muss.

Fragen nach der eigenen Existenz, nach dem Tod (und was danach kommt) und nach dem Sinn des Lebens – all dies sind seelisch-geistige Themen, die diesen letzten Lebensabschnitt bestimmen.

Grob eingeteilt lassen sich bei älteren Menschen vier Beweggründe unterscheiden, um derentwillen sie Sitzungen in Struktureller Integration (Rolfing) nehmen:

- Bewegungseinschränkungen oder Haltungsprobleme, manchmal verbunden mit chronischen Schmerzen.
- Seelische Schwierigkeiten, die auch auf der leiblichen Ebene in Erscheinung treten, z.B. in Form chronischer Verspannungen.

In Wirklichkeit sind diese unterschiedlichen Themenkomplexe nicht so klar getrennt, sondern überschneiden und kombinieren sich vielfach. Der Übersichtlichkeit halber möchte ich sie in diesem Kapitel jedoch nacheinander behandeln.

Grundsätzlich eignet sich die Strukturelle Integration für kranke und gesunde Menschen gleichermaßen. Es liegt in der Natur des Ansatzes, dass sich Symptome, sofern sie ihre Ursachen in Mängeln der Körperstruktur haben, zum Besseren hin wandeln können. Der Weg dorthin wird aber nicht durch eine verengte Sicht auf problematische Leibesgegenden bestimmt, sondern durch den Blick auf den Gesamtorganismus und den ganzen Menschen. Das Ziel dabei ist eine schrittweise Neuordnung der Gesamtstruktur, durch die der Mensch lernt, mit lokalen Schwierigkeiten wie etwa einem Rundrücken oder Kreuzschmerzen effektiver umzugehen bzw. ganz oder teilweise „überflüssig" werden zu lassen.

Rolfing-Strukturelle Integration versteht sich also nicht als eine medizinische Behandlungsmethode. Wir weisen Menschen, die sich nicht in medizinischer Behandlung befinden, gegebenenfalls darauf hin, dass eine medizinische Diagnose bzw. Behandlung angezeigt bzw. notwendige Ergänzung ist.

2. Bewegungseinschränkungen und Haltungsprobleme

Diese stehen wohl an erster Stelle, wenn es darum geht, die positiven Möglichkeiten Struktureller Integration für ältere Menschen auszuloten.

Zwei weitverbreitete Vorurteile sind an dieser Stelle zu erwähnen:

Das erste besagt, dass der Mensch im Alter keine größeren Möglichkeiten körperlicher Veränderung mehr besitzt. Wenngleich man die beschriebenen Abbauprozesse nicht ignorieren kann, ist unsere Erfahrung eine andere. Die relevanten Gewebe (Faszien und Muskulatur) haben noch genügend Potential für strukturelle Veränderungen. Und die anatomische Struktur des Gehirns kann sich selbst im Alter noch signifikant verändern. Deshalb kann man auch im Alter neue günstigere Bewegungsformen entwickeln, noch Klavier, Fremdsprachen, jonglieren lernen. Die Lernfähigkeit nimmt also nicht ab, sie verlangsamt sich allenfalls.

Das zweite Vorurteil ist, bestimmte Haltungs- oder Bewegungsprobleme seien genetisch festgelegt („Das liegt halt in der Familie."). Inzwischen weiß man, dass die Gene durchaus nicht „das letzte Wort" haben und vielfach wird Vererbung angenommen, wo in Wahrheit strukturelle Probleme, Nachahmung und/oder ein soziales Gefüge in Verbindung mit einem spezifischen psychologischem Klima vorliegen. Natürlich ist es auch wichtig, bestimmte konstitutionell bedingte Grenzen zu akzeptieren.

Im Folgenden möchte ich verschiedene strukturell bedingte Haltungsfehler und Bewegungsschwierigkeiten schildern und ihre mögliche Besserung durch Rolfing-Strukturelle Integration.

Chronische Verspannungen

Diese sind ein klassischer Anwendungsbereich der Strukturellen Integration.

Beispiel Schulter- und Nackenverspannungen: Fast immer liegt die Ursache von Schulter- und Nackenverspannungen direkt oder indirekt in der Struktur des gesamten Körpers. Deshalb führen Massagen, die nur die Schultern und den Nacken behandeln, kaum zu längerfristigen Erfolgen. Häufig werden Nacken und Schultern von darunterliegenden Körperteilen nicht ausreichend gestützt. Dies führt dazu, dass die Schulter- und Nackenmuskulatur bei dem Versuch, den Kopf halbwegs aufrecht zu halten, überfordert wird. Ein Beispiel ist der zusammengesunkene Brustkorb, der Schultern und Nacken mit sich nach vorn zieht. Damit sind der Schultergürtel und der Kopf nicht mehr senkrecht übereinander angeordnet. Sie befinden sich vielmehr *vor* der Schwerkraftachse. Zwangsläufig verkürzen bzw. verhärten sich Schulter- und Nackenmuskulatur. Ein zusammengesunkener Brustkorb wiederum wird u.U. durch eine verkürzte Bauchmuskulatur in seiner Stellung festgehalten.

Nachlassender Gleichgewichtssinn und Gangunsicherheit

Stellen Sie sich vor, Sie stolpern und können sich abfangen – das ist ein Reflex. Diese Fähigkeit lässt im Alter nach. Eine eingeschränkte Bewegungsfähigkeit lässt ältere Menschen daher oft unsicher werden. Sie haben Angst davor zu fallen, trauen sich weniger zu und verstärken genau durch diese Furcht ihre Fallneigung.

Jede 3. Person im Alter von 65 Jahren und älter stürzt mindestens einmal pro Jahr. Die Mehrheit (80%) der Stürze ereignen sich aus der Bewegung heraus (z.B. während des Gehens). 1/3 der Stürzenden erleiden mittelschwere bis schwere Verletzungen, wobei Hüftfrakturen die häufigsten Verletzungen sind. Jeder 5. ältere Mensch stirbt im ersten Jahr nach einer Hüftfraktur. (Deutscher *Dachverband Osteologie,* 2015)

Rolfing-Strukturelle Integration und Gleichgewichtstraining im Alltag schult die Reflexe und sorgt dafür, dass ein Mensch in den entsprechenden Situationen schneller solche Reflex-Muster zur Verfügung hat, um reagieren zu können. Balance-Übungen vermindern Sturzgefahr erwiesenermaßen mehr als Kraftübungen (*Prof. Gollhofer, Direktor des Instituts für Sport und Sportwissenschaft an der Uni Freiburg i.Br.,* 2017).

Kiefergelenke und Kaumuskulatur

Ältere Menschen tendieren dazu, dass Kau- und Schluckbeschwerden zunehmen und die Geschmackssensibilität abnimmt.

Eines der Schlüsselzentren chronisch hoher Anspannung sind die Kiefergelenke mit der Kaumuskulatur. Nächtliches Zähneknirschen und Schmerzen im Kaumuskelbereich sind Symptome, die sich weiter ausbreiten können in Form von Nackenverspannungen und Kopfweh. Darüber hinaus führt dieses Phänomen, in der Zahnmedizin *Bruxismus* genannt, zu vorzeitigem und übermäßigem Zahnabschliff sowie zu Bissanomalien.

Nun kann es bei der Strukturellen Integration freilich - und dies gilt für jede Verkrampfungsproblematik - nicht nur darum gehen, die Kaumuskulatur zu entspannen. Die Vorgehensweise muss verschiedenen Faktoren Rechnung tragen. Zum einen ist da das Verhältnis, in dem der Unterkiefer zum Schädel und zur Halswirbelsäule steht. Zum zweiten sind Bewegungsmuster und Spannung des Gewebes beider Kiefergelenke u.U. recht unterschiedlich. Hinzu kommt eine weitere Schwierigkeit: Eine lange Zeit verkrampfte und eventuell schmerzende Kaumuskulatur hat im vegetativen Nervensystem eine Art Hochspannung hervorgerufen, welche wiederum verhärtend auf den generellen Muskeltonus zurückwirkt. Dieser hochgeschaukelte Kreislauf lässt sich nur schrittweise wieder einregulieren.

Wirbelsäule

Idealerweise verläuft die Wirbelsäule ab dem neunten Lebensjahr in einer leicht geschwungenen S-Kurve. Auf diese Weise wird die Belastung am besten verteilt und flexibel aufgefangen. Häufig ist diese S-Kurve zu stark oder zu schwach ausgeprägt. Im ersten Fall sind die Krümmungskurven der Halswirbelsäule und der Lendenwirbelsäule (Lordosen) sowie die Krümmungskurve der Brustwirbelsäule und des Kreuzbeins (Kyphosen) zu stark ausgebildet. Diese Gruppe von Menschen hat ein *Hohlkreuz*, meist verbunden mit einem nach vorn-unten gekippten Becken. Die Wirbelsäule befindet sich - durch chronisch verkürztes Gewebe in ihrer Bogenspannung festgehalten - im Hals- und Lendenbereich *vor* der Schwerkraftachse. Dadurch hat das Gewicht des Oberkörpers, vor allem des Brustkorbs und des Kopfes, zu wenig Unterstützung von unten. Dieser Sachverhalt erklärt die häufig auftretenden Spannungsschmerzen im Brustwirbelsäulenbereich bzw. im Übergang zur Lendenwirbelsäule.

Eine Veränderung der Spannungsverhältnisse der Rückenmuskulatur allein genügt aber nicht. Die erwähnte Beckenstellung muss mit berücksichtigt werden. Das mit dem Becken nach vorn-unten gekippte Kreuzbein nimmt die unteren Lendenwirbel mit nach vorn. Das Becken muss eine mehr horizontale Lage gefunden haben, bevor sich die Rückenprobleme entscheidend verbessern können.

Ist die S-Kurve zu schwach ausgeprägt, so ist die Wirbelsäule zu gerade und verliert ein Stück weit ihre federnde Anpassungsfähigkeit an unterschiedliche Belastungen. Auch bei dieser Konfiguration hat das Gewicht des Brustkorbs und des Schultergürtels zu wenig Unterstützung von unten, weil Becken und Kreuzbein nach hinten-unten gekippt sind. Zusätzlich treten häufig ernsthafte Schwierigkeiten im Übergang zwischen Lendenwirbelsäule und Kreuzbein auf, wenn der fünfte Lendenwirbel nach vorn verschoben ist. Oftmals entstehen später im Erwachsenenalter Bandscheibenprobleme.

Solche oder ähnliche Schwachstellen in der Wirbelsäule sind mit zunehmendem Alter besonderem Verschleiß ausgesetzt. Ganz entscheidend für die tatsächlichen Anforderungen, denen eine Wirbelsäule ausgesetzt ist, ist nämlich die Schwingungsdurchlässigkeit der Wirbelsäule selbst sowie des Organismus als Ganzes.

Betrachten wir unter diesem Gesichtspunkt das Gehen: Der aufsetzende Fuß bringt das Körpergewicht zunächst nach unten und ruft so einen Gegendruck des Bodens hervor. Dieser Gegendruck schwingt wellenartig durch den Organismus. Voraussetzung ist allerdings, dass diese Kraftwirkung im ganzen Leib flexibel aufgenommen und weitergeleitet wird. (Beispiel: Das Wadenbein wirkt wie ein Stoßdämpfer, welcher die Druckwellen teilweise auffängt und ableitet. Diese Funktion erfüllt der Knochen aber nur dann optimal, wenn er im umgebenden Gewebe frei „schwimmt".)

Wenn bestimmte Gelenke überbeweglich, andere dagegen zu unflexibel für ein ungehindertes Durchschwingen sind, werden die ohnehin labilen Gelenke überbeansprucht. Wenn beispielsweise die Brustwirbelsäule in sich starr und fest ist, der fünfte Lendenwirbel und das Kreuzbein dagegen instabil sind, dann werden letztere immer wieder voll vom Rückstoß erfasst. Eine degenerative – und oft schmerzhafte - Entwicklung tritt ein.

Überbewegliche Wirbelsäulenabschnitte können dadurch entlastet werden, dass unbewegliche Gelenke oder Körperregionen wieder beweglich gemacht werden. Darüber hinaus müssen meist die strukturellen Verhältnisse von Becken und Beinen, welche die Gesamtstruktur tragen, bearbeitet werden.

Schauen wir uns einige spezielle Krankheitsbilder genauer an, die die Wirbelsäule betreffen:

Skoliose

Bei einer Skoliose handelt es sich um eine S-förmige seitliche Verkrümmung der Wirbelsäule in Kombination mit einer Rotation in die entgegengesetzte Richtung (Abb.19). Nur bei der Halswirbelsäule gehen Verdrehung und Seitverkrümmung in dieselbe Richtung. Die Rotation der Brustwirbelsäule ist stärker ausgeprägt als in der Lendenwirbelsäule, wodurch sich ein Rippenbuckel bildet. Die Brustwirbelsäule ist meist abgeflacht (das Gegenteil vom Rundrücken).

Der Geburtsvorgang erzeugt bei jedem Menschen eine leichte Skoliose. Bleibt sie geringfügig, dann wird sie nicht zum Problem und bleibt unauffällig. Erst wenn andere verstärkende Einflüsse hinzukommen, wird die Grenze zur Anomalität überschritten. Wie so häufig ist auch hier der Übergang fließend.

Die Strukturelle Integration arbeitet bei einer vorliegenden Skoliose an folgenden Zielen:

- Verbesserung des Gleichgewichts zwischen den Körperseiten
- Förderung von Beweglichkeit und Durchlässigkeit des ganzen Organismus

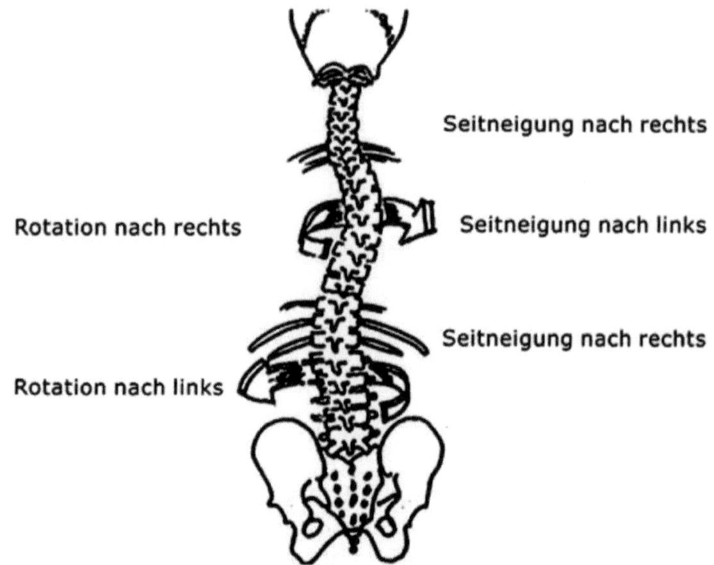

Abb. 19 Biomechanik der Skoliose

- Normalisieren der lordotischen und kyphotischen Wirbelsäulenkurven durch Verlängerung chronisch verkürzter Gewebsstrukturen. Diese Verlängerung kann die Drehung von Wirbeln reduzieren und die seitlichen Krümmungen abflachen. Besonders langkurvige Skoliosen haben gute Aussicht auf Besserung.

Wichtige Bestandteile der Behandlung sind:

- Herstellung eines optimalen Gleichgewichts zwischen Vorder- und Rückseite des Körpers; Dekompression der Wirbelsäule und des Rückens sowie der Rumpfseiten und des Brustkorbs
- Verbesserte Unterstützung des Rumpfes durch die Beine (und Arme)
- Optimierung der subtilen Schädelknochenbewegungen

- Gegebenenfalls Lösen von verhärteten oder verklebten Bindegewebsstrukturen im Bauch- und Brustraum
- Nackenbefreiung und angemessene Beweglichkeit des Gelenks zwischen Kopf und erstem Halswirbel

Wenn Sie sich aufgrund der Skoliose unattraktiv fühlen oder einen Leistungsdruck empfinden (z.B. sich gerade zu halten), führt das zu Verkrampfungen. Es ist hilfreich, sich bewusst zu machen, dass von außen nicht die Wirbelsäule gesehen wird, sondern die Bewegung. Förderlich ist es, wenn die Einstellung, die Wirbelsäule sei identisch mit der inneren Vertikalachse, aufgelöst werden kann.

Hier noch einige Empfehlungen an Sie, wenn Sie eine Skoliose haben:

- Gleichgewichtsübungen aller Art zur Korrektur der subjektiven Wahrnehmung von „gerade" sind nützlich (Balancieren mit Bohnen- oder Reissäckchen auf dem Kopf, auf Ball sitzen mit freihängenden Beinen, Skifahren usw.)
- Schwimmen im Kraulstil und bestimmte Übungen aus der Heil-Eurythmie.

Beine und Füße

Betrachten wir zwei Probleme aus dem Bereich der Beine und Füße etwas genauer:

Kniegelenksbeschwerden:

Sie sind nicht selten darauf zurückzuführen, dass Hüft-, Knie- und Fußgelenke nicht kongruent ausgerichtet sind. Es kann auch sein, dass das Kniegelenk ständig überstreckt wird oder sich in einer x-Bein Stellung befindet. Das Gelenk wird in diesen Fällen ungleichmäßig belastet und so auf die Dauer partiellem Verschleiß ausgesetzt.

Beinverkürzung:

Ob ein Bein tatsächlich *anatomisch* kürzer als das andere ist, lässt sich oft nicht von vornherein mit Sicherheit bestimmen. Denn oft handelt es sich nicht um einen wirklichen Längenunterschied von Oberschenkelknochen oder Schienbein, sondern um ein komprimiertes Hüftgelenk oder ein zu flaches Fußgewölbe. Beides kann das Bein *funktional* verkürzen.

Einlagen sind meist da nicht hilfreich, denn die tatsächliche Schwierigkeit wird oft damit gar nicht beachtet. Statt ein Problem zu lösen, werden neue geschaffen. In den seltensten Fällen sind Einlagen unvermeidlich.

Eine Beinverkürzung – ob anatomisch oder funktional – und seine Folgen (Rückenschmerz, Kreuzbeinblockierung u.ä.) lassen sich mit Struktureller Integration gut behandeln. Stand und Gehen werden ausbalancierter; nicht selten werden die Betroffenen seelisch lockerer und sind weniger leistungsfixiert, weil sie auch seelisch weniger kompensieren müssen.

Nachwirkungen von Unfällen und Operationen

Nach einem Unfall stellen sich oft Schonhaltungen ein, die auch nach dem Ausheilen der Verletzungen fortdauern. Diese Schonhaltungen beinhalten eine ungleiche Gewichtsverteilung sowie unausgewogene Bewegungsabläufe, welche die Tendenz haben, sich langfristig zu verstärken. Es wäre sinnvoll, wenn die Rehabilitationsmaßnahmen nach Unfällen eine strukturelle Behandlung beinhalten würden, um solche Schonhaltungen frühzeitig auszugleichen.

Dasselbe gilt für Operationen. So hat z.B. das Entfernen eines Organs oder von Teilen eines Organs nachhaltige Konsequenzen für die strukturelle Ordnung des gesamten Bauchraums. Beispielsweise beeinflusst die

Entfernung des Blinddarms die tiefliegenden Gewebeschichten, welche u.a. die Stellung der Lendenwirbel mitbestimmen.

3. Krankheiten und Symptome

Inwieweit und in welcher Form Strukturelle Integration hilfreich bei Erkrankungen sein kann, die nicht oder nur zum Teil mit dem Bewegungssystem des Menschen zu tun haben, das soll in diesem Kapitel geschildert werden.

Altersdemenz und Alzheimer

Demenz ist ein Oberbegriff für mehrere Krankheitsformen. Sie verlaufen unterschiedlich, führen alle jedoch langfristig zum Verlust der mentalen Leistungsfähigkeit. Die Ursachen für Demenzerkrankungen sind vielfältig. Zu unterscheiden ist grundsätzlich zwischen primären und sekundären Demenzen. Eine sekundäre Demenz ist Folge einer anderen, bereits vorhandenen Grunderkrankung.

Alzheimer ist die häufigste Demenzerkrankung: circa 60-70 Prozent aller Demenzerkrankten haben Alzheimer. Vor allem ältere Menschen sind von Demenz betroffen.

Primäre Demenzen haben ihren Ursprung im Gehirn. Dort sterben Nervenzellen nach und nach ab, die Verbindungen zwischen den Zellen gehen dauerhaft verloren. Dies wirkt sich auf das Gedächtnis, das Denken, die Sprache, Orientierung und das soziale Verhalten aus – je nachdem, welche Hirnregion betroffen ist.

Die Ursachen einer primären Demenzerkrankung sind vielfältig. Heilbar ist sie nicht, aber durch entsprechende Therapien lässt sich ihr Verlauf verzögern. Vor allem aber: man kann vorbeugend etwas tun. Dazu später mehr.

Einige seltenere Demenzerkrankungen zählt man zu den sekundären Demenzen. Sie werden durch Depressionen, Medikamente, Alkoholsucht, Schilddrüsenerkrankungen oder eine Vitamin-Unterversorgung ausgelöst. Im Gegensatz zu Alzheimer und vielen anderen primären Demenzerkrankungen können sekundäre Demenzen mitunter geheilt werden, wenn die zugrunde liegende Erkrankung früh genug behandelt wird.

Die Verstandesfunktionen der Menschen mit Demenz sind zwar eingeschränkt, aber ihre emotionalen Fähigkeiten sind vollständig erhalten oder eher sogar noch weiter entwickelt. Wenn der Verstand nachlässt, werden diese anderen Fähigkeiten wieder offensichtlicher.

Man kann das Phänomen Demenz ontogenetisch und gesellschaftsbezogen betrachten:

Ontogenetisch: Wenn wir als Kind gehen, sprechen und denken lernen, erobern wir die Welt zunächst durch leibliche Bewegung. Darauf aufbauend setzen wir diese in Sprache um, fangen schließlich an zu abstrahieren und machen im Verlauf der Entwicklung zunehmend Gedankenbewegungen, wir erobern uns die Welt zunehmend gedanklich über das vorstellende Denken.

In gewisser Weise geht bei Menschen mit Demenz dieser Prozess wieder rückwärts. Das Denken verliert seine fließende Selbstverständlichkeit. Das Aufrufen der Vergangenheit, das Erinnern, klappt nicht mehr. Wenn der Prozess voranschreitet, kommt es zu einem Sprachverlust, und noch später setzen Bewegungsstörungen ein. Das heißt, die gesamte Inkarnationsgeste der frühen Kindheit läuft rückwärts.

Untersuchungen an Unfallopfern haben gezeigt, dass schon 10 Prozent der 20- bis 30-Jährigen alzheimertypische Ablagerungen in den Nervenzellen im Gehirn aufweisen können. Das heißt: der Prozess läuft vermutlich schon über Jahrzehnte, bevor er sich als Demenz bemerkbar macht. Es zeigt sich heute auf verschiedenen Ebenen sehr früh die Tendenz zu verhärten, Beweglichkeit aufzugeben, zu verknöchern. Zum Beispiel über eine einseitige Ernährung, die dem Verdauungssystem keine Anpassungsfähigkeit mehr abfordert. Über Medien, die unsere Sinne passiv berieseln und durch ihre Eindimensionalität erstarren lassen. Über soziale Vereinsamung, den Verlust der Großfamilie oder gemeinschaftlicher Lebensverbände.

Hirnveränderungen allein sind jedoch noch lange nicht die alleinige Ursache für eine Demenz. Eine Langzeitstudie der *Universität von Kentucky/USA* aus den 1990er Jahren mit ca. 600 katholischen Nonnen in den USA im Alter von 76 bis 107 Jahren hat ein bemerkenswertes Ergebnis gezeigt. Die Nonnen hatten zugestimmt, dass nach ihrem Tod ihr Gehirn analysiert werden darf. Und heraus kam, dass auch bei denjenigen, die bis ins höchste Alter mental rege waren ohne Zeichen von Demenz, schwerste alzheimerähnliche Hirnveränderungen festgestellt wurden. Es geht offensichtlich um mehr: um die Lebensführung und um die innere, die geistige und seelische Beweglichkeit.

Viele Menschen, die noch den letzten Weltkrieg als Soldaten oder Zivilisten miterlebt haben, verdrängten die furchtbaren Erlebnisse dieser Zeit jahrzehntelang, um die Zeit danach bewältigen zu können. Erst im Alter kommen diese traumatisierenden Erlebnisse in Form von Albträumen, Ängsten usw. wieder hoch. Die Zunahme von Demenzerkrankungen in der jüngeren Vergangenheit deuten einige Psychologen als seelischen Selbstschutz der Betroffenen vor den schrecklichen Erinnerungen.

Auf einen anderen gesellschaftlichen Aspekt mach Dr.Gerd Löbbert (Facharzt und Mitbegründer der *Deutschen Gesellschaft für Geriatrie*) aufmerksam: Demenz kommt bekanntlich aus dem lateinischen *demens*, das heißt Abwesenheit von Geist, Geistlosigkeit – ist das nicht eher eine zutreffende Diagnose für weite Teile unserer vom Materialismus geprägten Kultur? Die betroffenen Menschen sind dann die Symptomträger, sie tragen Menschheitsschicksal.

Was kann man prophylaktisch tun?

- Bewegung ist das A und O der Vorbeugung.
- Besonders Tanzen: Es integriert gleich mehrere Gehirnfunktionen gleichzeitig, was wiederum das Netzwerk vergrößert. Tanzen bezieht gleichzeitig kinästhetische, rationale, musische, soziale und emotionale Prozesse mit ein.
  Die *Medizinische Fakultät der amerikanischen Universität Stanford* hat in einer Langzeitstudie herausgefunden, dass Tanzen das Risiko an Demenz oder Alzheimer zu erkranken um bis zu 76 % senkt.
- Alles, was die mentale, geistige und soziale Beweglichkeit erhält und fördert, reduziert das Risiko, dement zu werden. Sehr hilfreich ist es in diesem Zusammenhang, Gewohnheiten aller Art zu verändern.
- Künstlerische Betätigung wie Musizieren und Singen (trainiert Wahrnehmung, Denken und motorische Fähigkeiten, erzeugt positive Emotionen).
- Eine stoffwechselfördernde Ernährung und Vitamin D

Es liegt auf der Hand, dass Rolfing-Strukturelle Integration eine Konstitutionsmethode der ersten Wahl ist, weil die Förderung der Bewegungsqualität sein oberstes Ziel ist. Zumal es auch die innere, also die mentale und geistige Beweglichkeit erfahrungsgemäß zu stimulieren vermag.

Asthma

Vom rein physiologischen Geschehen her spielt sich folgendes ab: Das Immunsystem zeigt eine Überreaktion auf Viren, Bakterien, Gifte oder Allergene in Luft, Nahrung, Baumaterialien oder Pflanzen. Es kommt zu einer Entzündung des Lungengewebes (unter Umständen im Blut nicht nachweisbar) und infolgedessen zu

Gewebeschäden und einer bindegewebigen Narbenbildung. Dies führt zu einer Verhärtung und Verdickung des Gewebes, verbunden mit Schleimbildung. Die Atemwege sind verengt, was Muskelspasmen durch irritierte Nerven auslöst.

Weil das Ausatmen - und damit auch das Einatmen – schwerfällt, neigen Asthmatiker dazu, die Schultern beim Atmen hoch zu ziehen und die Brustmuskeln überzubeanspruchen. Das kann zu Schmerzen in Brustbein und Rippen führen. Asthmatiker können oft Sätze nicht ohne kurze Zwischenatmung beenden. Der Puls erhöht sich aufgrund der Angst keine Luft mehr zu bekommen und aufgrund des Sauerstoffmangels. Bestimmte Medikamente verstärken diesen Effekt noch.

Einschlägige Sprays verstärken auf längere Sicht oft die Symptome, schwächen die Leber und verursachen Osteoporose. Besonders schlimm sind die Nebenwirkungen von Kortison, wenn es häufig oder lange Zeit eingesetzt wird: Das Gewebe ist nicht mehr lebensfähig und tut nicht mehr weh (die Signalwirkung des Schmerzes geht verloren), Osteoporose, geringere Resistenz gegen Infektionen, Magenschmerzen oder -brennen, Akne, Sehstörungen, Kopfweh, Menstruationsprobleme, Muskelkrämpfe, Übelkeit, Müdigkeit, Wachstumsstörungen bei Kindern, irregulärer Herzschlag, Gewichtszunahme.

Strukturelle Integration arbeitet an verschiedenen Aspekten der Erkrankung:

- Der Körperkontakt während der manuellen Arbeit kann ein entsprechendes Defizit z.T. kompensieren.
- Manuell kann man das Ausatmen fördern und damit das Einatmen verbessern sowie den Schleimauswurf unterstützen.
- Die Weitung des Brustkorbs und die Entspannung des Rückens vergrößern den Atemraum.
- Spezifische Techniken unterstützen die vegetative Entspannung und öffnen verengte Innenräume.

- Wenn vegetative Normalisierung und Gewebsarbeit Hand in Hand gehen, ist es möglich, den durch Kortison gestörten Energiefluss durch das Gewebe wiederherzustellen.

Folgende atembezogene Hinweise sind hilfreich:

- 7 Herzschläge lang einatmen, 9 Herzschläge lang ausatmen lassen (dabei Puls fühlen).
- Asthmatiker atmen hoch in den Brustkorb und nutzen das Zwerchfell kaum. Deshalb Bauchatmung üben; z.B. im Liegen Gewicht oder Hände auf Bauch legen, im Sitzen die Hände.
- Klarmachen: Ich kann nur soviel einatmen, wie ich vorher ausgeatmet habe.
- Mit geschürzten Lippen ausatmen. Das fördert ein langes, gleichmäßiges Ausatmen.
- Bei Angstattacken: „Atme in die Gefühle hinein aus!" oder an einer Wand sitzend mit unter Knien verschlungenen Armen gegen Boden und Wand einatmen. Dies schafft ein Gefühl von Sicherheit und Geborgenheit.
- Kälte meiden und keine Stop-and-Go-Sportarten betreiben.

Osteoporose

Der Knochen befindet sich ständig im Umbau: fortdauernd wird Knochensubstanz auf- und abgebaut, Knochenbrüche heilen wieder. Für die plastische Knochenmatrix, die die Gestalt vorgibt, ist Kieselsäure sehr wichtig, für die Festigkeit Kalk, der fortdauernd in die Matrix eingelagert und wieder herausgelöst wird. Über die Jahre ändert sich die Beschaffenheit der Knochen: Während die Knochen in der kindlichen Wachstumszeit noch sehr plastisch sind, wird die maximale Knochendichte im frühen Erwachsenenalter erreicht, um im späteren Alter, wenn die Knochen weniger Belastungen ausgesetzt sind, wieder zurückzugehen. Somit entspricht die Abnahme der Knochenfestigkeit dem physiologischen Alterungsprozess.

Die Osteoporose ist mehr als eine reine Knochenkrankheit – sie sollte vielmehr in Bezug zum gesamten Menschen gesehen werden. Da nicht primär die mineralische Knochensubstanz, sondern die Knochenstruktur verändert ist, ist diese Krankheit auch nicht ausschließlich auf Vitamin-D- oder Calcium-Mangel zurückzuführen. Stattdessen sollten weitere Dimensionen berücksichtigt werden: Auf der körperlichen Ebene kommt es zu einer Störung der Knochenstruktur, vor allem der Gliedmaßen und der Wirbelsäule. Im Bereich der Wirbelsäule kann es spontane Frakturen (Knochenbrüche) geben, gleichzeitig steigt das Risiko eines Oberschenkelhalsbruches. Frische Mikrofrakturen der Wirbelkörper können über Wochen sehr schmerzhaft sein. Bei mehreren solchen Frakturen kann es schließlich zum Rundrücken kommen.

Auch die Frage nach der „Lebendigkeit" des Knochens ist wichtig. In welchem Verhältnis stehen Aufbau- und Abbauprozesse zueinander? Bei manchen Osteoporoseformen oder Erkrankungsphasen dominiert der Abbau der Knochensubstanz, in anderen Fällen zeigen sich – vorwiegend beim älteren Menschen – eingeschränkte Aufbauprozesse.

Prophylaxe und Therapie der Osteoporose sind gegenwärtig auf die Erhöhung der Knochendichte ausgerichtet. Allerdings sollte die oft empfohlene Knochendichtemessung nicht überbewertet werden, da die Werte von gesunden und osteoporosekranken Menschen stark überlappen können. Darüber hinaus wird mit der üblichen Messmethode („DXA") nur der Kalziumgehalt gemessen. Aussagen zur Qualität der Knochenmatrix und der Bälkchenstruktur werden damit nicht gemacht. Um die individuelle Situation stärker zu berücksichtigen, können routinemäßige Knochendichtemessungen bei gesunden Menschen von entsprechenden Risikofaktoren (Familienanamnese, Vorerkrankungen, Medikamente, Lebensstil) abhängig gemacht werden. Fehlen diese Risikofaktoren, kann auf die Messung verzichtet werden.

Bis vor einigen Jahren wurde Frauen nach den Wechseljahren zur Osteoporose-Prophylaxe und –Therapie eine Hormonersatztherapie empfohlen. Da Risiken und Nebenwirkungen einer solchen Langzeittherapie aber nicht unerheblich sind und der Nutzen beschränkt ist, wird seit den 1990er-Jahren statt der Hormonersatztherapie auf eine Behandlung mit Bisphosphonaten (chemische Verbindungen, die über zwei Phosphonatgruppen verfügen) gesetzt. Zur Wirkungsweise: Bisphosphonate werden über Jahre in den Knochen eingelagert, greifen substantiell in die physiologischen Umbauprozesse ein und hemmen speziell den Knochenabbau. Damit verliert der Knochen die Fähigkeit zum „lebendigen" Auf- und Abbau und wird vergleichsweise statisch. Auch bei dieser Behandlung lassen sich die Risiken einer Langzeitbehandlung erst nach längeren Zeiträumen feststellen, trotz kontrollierter Studien. Darüber hinaus sollte berücksichtigt werden, dass die Therapie mit Bisphosphonaten zwar rund 50 Prozent der Osteoporosekomplikationen verhindern kann.

Zur Vorbeugung oder zur Behandlung einer Osteoporose werden heute in der Regel Vitamin D und Calcium empfohlen, um den Knochen zu kalzifizieren und das Skelett zu festigen. Vitamin D ist (anders als der Name vermuten lässt) als ein Hormon einzustufen, dessen Synthese in der Haut unter Einfluss von Licht beginnt und die „Gestaltungskräfte" im Knochen fördert. Die alleinige Calciumeinnahme erhöht das Risiko der Gefäßverkalkung.

Der Lebensstil spielt bei der Vorbeugung und der Therapie der Osteoporose eine große Rolle. Besonders wichtig ist Bewegung; am besten Gehen oder Wandern. Eine vollwertige biologische Kost mit genügend Kieselsäure ist hilfreich. Als wichtigste Quelle für Vitamin D gilt nach wie vor Sonnenlicht, so dass Aufenthalte in der Sonne eine wichtige Form der Prophylaxe sind.

Im Lebenslauf des Menschen stehen sich die Rachitis als Erkrankung im Kindesalter und die Osteoporose im fortgeschrittenen Alter polar gegenüber. Während die Rachitis Fragen des richtigen „Ankommens" in der Welt stellt, kann die Osteoporose auf Sinnfragen im späteren Biografieverlauf hindeuten: Habe ich noch echte Ziele? Was „hält" mich im Leben – im wahrsten Sinne des Wortes? Wie kann ich den Übergang in andere Lebenszusammenhänge bewältigen? Wie gehe ich zum Beispiel mit Sinnverlust, Leere oder Aussichtslosigkeit um? Oft geht es auch darum, dass sich ältere Menschen mit Umbrüchen in ihrem Leben auseinandersetzen und neue Perspektiven suchen.

Auch vor diesem Hintergrund wird deutlich, dass eine sinnvolle Osteoporose-Prophylaxe und -Therapie eben nicht nur die Knochendichte in den Mittelpunkt stellen sollte. Auch das seelische Erleben des Patienten (z.B. depressive Beschwerden) und das Ringen um biografische Sinnfragen sollten berücksichtigt werden.

Wenn man den Menschen in seiner Ganzheit betrachtet, kann man bei der Osteoporose davon sprechen, dass eine zu früh beginnende Exkarnation des Menschen vorliegt, die zu verminderter Willenstätigkeit im Gliedmaßensystem führt.

Rolfing-Strukturelle Integration kann Osteoporose verzögern, verringern und ihr vorbeugen. Dies geschieht dadurch, dass:

- die Bindung an den physischen Leib gefördert wird;
- die Belastbarkeit der Knochen durch Veränderungen von Knochenmatrix und Bälkchenstruktur verbessert wird;
- ökonomischere, also auch knochenschonendere Bewegungsformen hervorgebracht werden.

Parkinson

Die Parkinson-Krankheit gehört zu den häufigsten Erkrankungen des Nervensystems. Die Häufigkeit von Parkinson steigt im Alter. Die meisten erkranken zwischen dem 50. und 79. Lebensjahr. Männer sind häufiger betroffen als Frauen.

Bislang ist keine Heilung der Parkinson-Krankheit möglich. Durch spezielle Parkinson-Medikamente und unterstützende Therapien kann das Fortschreiten der Krankheit jedoch hinausgezögert werden. Die Lebenserwartung von Parkinson-Patienten ist meist ebenso hoch wie bei gesunden Menschen.

Symptome von Parkinson sind:

- Steife, verlangsamte Bewegung
- Zitternde Bewegungen (Tremor)
- Haltungs- und Gangstörungen: schlurfender Gang, die Arme schwingen nicht mit, gebeugte Haltung
- Veränderung der Mimik (maskenhaftes Gesicht)
- Starke Schmerzen im Nacken-Schulter-Bereich
- leise, monotone Sprache
- Verdauungsstörungen
- Depressionen
- Schlafstörungen

Diese Symptome sprechen auf die Rolfing-Behandlung recht gut an, auch wenn die Krankheit dadurch nicht geheilt werden kann.

Ganzheitlich betrachtet leiden Menschen mit der Parkinson-Erkrankung unter einem Mangel an leiblicher und seelischer Beweglichkeit. Die Lebens- und Entwicklungskräfte sind gewissermaßen erstarrt.

Prostatavergrößerung

Ältere Männer haben meist eine vergrößerte Prostata. Dies führt dazu, dass sie häufig über Probleme oder sogar Schmerzen beim Wasserlassen klagen. Hierbei spielen Verspannungen im Unterleib eine Rolle und die räumliche Enge, die den Abfluss erschweren. Beides kann mit der manuellen Intervention des Rolfing angegangen werden.

Wenn Sie von der Vergrößerung der Prostata betroffen sind, können Sie beim Wasserlassen den Abfluss erleichtern und eventuelle Schmerzen verringern bzw. ganz vermeiden, indem Sie:

- das Becken in eine nach vorn-unten gekippte Position bringen und
- tief in Bauch und Beckenboden einatmen und dann den Atem anhalten.

Seh- und Hörstörungen

Generell können Ohren- und Augenprobleme durch verschobene Kopfknochen bzw. Halswirbel ausgelöst werden, weil dann der Nervenfluss und die Durchblutung im Hals gestört sind.

Sehschwäche kann bei seitlich geneigter Kopfhaltung unbalancierte Augen als Ursache haben, wodurch die Augen an Sehschärfe verlieren. Eine andere Ursache kann die Verschiebung des Keilbeinknochens im Kopf sein.

Diese strukturellen Erscheinungen führen wegen mangelnder Durchblutung (Arterien!) zu Kopfweh, Atemstörungen (Absinken des Brustbeins), Konzentrationsstörungen und Ruhelosigkeit.

Augenbewegungen koordinieren die Bewegungen. Im Alter neigen Menschen zu einem zu fokussierten Blick (verbunden manchmal mit Überängstlichkeit). Dies kann den Leib herunterziehen und versteifen, was wiederum den Bewegungsradius einschränkt. Deshalb ist die Arbeit an der Orientierung durch peripheres Sehen sehr wichtig.

Rolfing-Strukturelle Integration kann bei diesen Problemen durch die Arbeit an entsprechenden myofaszialen Gewebeabschnitten hilfreich sein. Außerdem erleichtert es die Orientierung im Raum.

3. Seelische Probleme

Verspannungen, mangelnde Stabilität oder fehlende Flexibilität des Organismus sowie neurovegetative Funktionsstörungen gehen oft einher mit seelischen Verkrampfungen, Depressionen, Gefühllosigkeit, Ängsten, Schlaflosigkeit, Hypermotorik und anderen Phänomenen. Hier kann Strukturelle Integration über den somatischen Zugang heilsame selbstregulierende Prozesse anregen.

Bestimmte immer wiederkehrende emotionale Zustände schlagen sich in der Körperhaltung und -sprache nieder. Doch auch das Umgekehrte ist richtig: Immer wieder eingenommene Fehlhaltungen, die schlussendlich zur Struktur gerinnen, prägen langfristig die gefühlsmäßige Erfahrungswelt eines Menschen. Hier kann Strukturelle Integration u.U. einen Umstimmungsprozess einleiten.

Strukturelle Integration ersetzt keine Psychotherapie. Dennoch machen viele Menschen durch den Behandlungsprozess heilsame Erfahrungen, die denen einer guten psychotherapeutischen Behandlung entsprechen:

- Festgefahrene Muster des Fühlens, Handelns und Denkens lockern sich, und es eröffnen sich neue Möglichkeiten, mit Herausforderungen des Lebens umzugehen. Auch im hohen Alter sind Persönlichkeitsveränderungen durchaus noch möglich. Dies ergaben Langzeituntersuchungen (*Julia Specht u.a., Freie Universität Berlin,* 2017).
- Die durch Strukturelle Integration gewonnene Stabilität der Beine und Füße führt häufig auch im übertragenen Sinn zu mehr Bodenständigkeit, mehr Vertrauen in die Fähigkeit, sicher auf den eigenen Beinen stehen zu können. Es entsteht eine realistischere, bodenständigere Eigen- und Umweltwahrnehmung.

- Es bilden sich eine sensiblere Wahrnehmung der eigenen Grenzen und ein aufmerksamer Umgang mit sich und dem eigenen Leib.
- Häufig intensiviert sich das Gefühlsleben und der Kontakt zu eigenen seelischen und leiblichen Bedürfnissen verstärkt sich.
- Die Verbesserung des Stoffwechsels durch Erhöhung der „Leitfähigkeit" des Bindegewebes und seiner Grundsubstanz begünstigt die physiologischen Grundlagen einer ausgeglichenen Seele und eines gesunden Immunsystems.

Ähnlich wie auf der Leibesebene scheint die Behandlung auch auf der seelischen Ebene stehengebliebene Entwicklungen wieder in Gang zu bringen. Es kommt manchmal zu regelrechten Nachreifungsprozessen.

Körperliche Handicaps wie eine zusammengesunkene Haltung, ein ungelenkes Auftreten, ein für körperliche Aktivitäten unbrauchbares Bein etc. können Unsicherheit und Minderwertigkeitsgefühle hervorrufen. Es liegt auf der Hand, was eine körperliche Veränderung für diese Menschen bedeutet.

Die Wissenschaftler *Hunt* und *Massey* (California University, Los Angeles 1977) fanden heraus: Strukturelle Integration bewirkt, dass die rechte Hälfte des Gehirns bei mentalen Aufgaben, die am besten durch diese Hirnseite bewältigt werden können, verstärkt beansprucht wird. Bekanntlich repräsentiert die rechte Hirnhälfte vor allem intuitives, analoges Denken, Leibeindrücke und ganzheitliche Wahrnehmung, während die linke Hirnhälfte hauptsächlich für analytisches, logisches Denken, Rechnen und Sprache zuständig ist.

Eine andere Untersuchung spricht bei mit Struktureller Integration behandelten Menschen von deutlichen Unterschieden zu nichtbehandelten in den Bereichen Selbstakzeptanz, Gegenwartsbezogenheit, Beziehungsfähigkeit und Offenheit für eigene Gefühle. (Psychosomatische Effekte der Strukturellen Integration, Confinia Psychiatrica, USA 1973)

Ein guter Behandler ist in der Arbeit mit Menschen stets für seelische Prozesse offen, auch wenn ein Mensch hauptsächlich wegen körperlicher Probleme kommt.

Wenn umgekehrt in erster Linie Unterstützung für die Lösung von seelischen Schwierigkeiten gesucht wird, so kann im Vorgespräch abgeklärt werden, ob Strukturelle Integration die angemessene Methode ist, ob Psychotherapie geeigneter wäre, oder ob eine Kombination sinnvoll ist. Generell lässt sich sagen: Wenn ein Mensch seelische Probleme sehr stark auch körperlich empfindet, z.B. in Form chronischer Verspannungen, so ist Strukturelle Integration - mit oder ohne gleichzeitige Psychotherapie - sicher eine gute Möglichkeit, weiterzukommen.

Umgekehrt kann es auch sein, dass ein Mensch erfolgreich durch seelische Krisen gegangen ist, seine körperliche Struktur dieser Entwicklung jedoch hinterher hinkt. Hier kann Strukturelle Integration zu einer Abrundung bzw. Angleichung der persönlichen Veränderung beitragen.

Im Folgenden möchte ich einige Themen detaillierter beschreiben.

Fremdbestimmtes Leben, Abgrenzungsprobleme, Einsamkeit

Das Alter wird nur dann respektiert werden, wenn es um seine Rechte kämpft und sich seine Unabhängigkeit und Kontrolle über das eigene Leben bis zum letzten Atemzug bewahrt.

Cicero

Neben dem Schwerkraft-Zentrum des Gesamtkörpers, das sich (außer bei Kleinkindern) in der Höhe des

3.Lendenwirbels befindet, gibt es auf der Höhe des 4.Brustwirbels ein zweites, oberes Schwerkraft-Zentrum für Kopf, Nacken, Brustkorb, Schultergürtel und Arme. Dieses Zentrum ist gleichzeitig das motorische Zentrum für Arme und Hände. In der Bewegung unterstützen sich unteres und oberes Schwerkraftzentrum wechselseitig. Beispiel: Beim Springen gehen zuerst die Arme in Aktion (in die intendierte Richtung), bevor die Füße sich vom Boden abstoßen.

Die Grundgesten der Arme sind Wegstoßen und sich etwas Heranholen. Sie sind von biografischer Bedeutung und werden entwickelt bzw. individuell strukturiert durch den Kontakt mit Eltern/Bezugspersonen während der ersten Lebensjahre. Die seelischen Intentionen dieser Gesten sind: Unterstützung bekommen durch sich ausstrecken nach (Halten und Gehaltenwerden) und Autonomie erwerben durch Wegstoßen (Absondern).

Als Konsequenz beeinträchtigter Entwicklung kann die Abgrenzung zu anderen Menschen zu schwach oder zu stark entwickelt sein.

Im Fall der Grenzschwäche ist der Mensch entweder unfähig, anderen Grenzen zu setzen, oder er ist nicht in der Lage, die Grenzen anderer zu respektieren. Im ersten Fall neigt er dazu, die Kinder oder andere Personen zu überfordern. Im zweiten Fall gelingt es ihm nicht, ein selbstbestimmtes Leben gegenüber eventuellen Übergriffen durch Institutionen oder Einzelpersonen durchzusetzen. Dies ist bekanntlich nicht selten in Institutionen wie dem Pflegeheim der Fall, oder wenn ältere Menschen von ihren Kindern bevormundet werden.

Häufig – so der Gerontologe Dr. Andreas Kruse - wird die Tendenz älterer Menschen, sich mehr nach innen zurückzuziehen, von ihrer Umgebung nicht genügend respektiert. Dies gilt auch für die sexuellen Bedürfnisse der alten Menschen.

...wir haben Zeit bis morgen früh um viertel sechse. Dann kommt Frau Knaack vom Pflegedienst...
mutterwitz

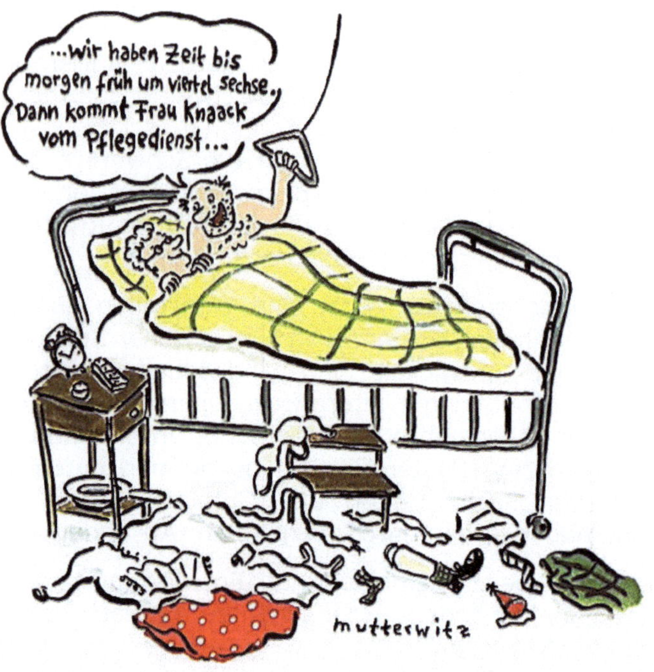

Abb. 20

Im Falle zu starker Abgrenzung ist der Mensch unfähig, Kontakt aufzunehmen oder sich von außen „berühren" zu lassen. Auch dieses Phänomen beobachtet man nicht selten bei älteren Menschen.

Eine andere Dimension gestörter Entwicklung kann darin bestehen, dass ein Mensch in seiner Kindheit jede Hoffnung aufgegeben hat, Unterstützung und Körperkontakt durch seine nächsten Bezugspersonen zu bekommen (Resignation).

Einsamkeit ist – wenn sie keine anderen Gründe hat - nicht selten eine Begleiterscheinung von zu starker Abgrenzung. Immerhin 65% der Menschen über 70 Jahre fühlen sich einsam. (*Altenbericht der Bundesregierung,* 2001).

Frauen haben dies Problem weniger als Männer, weil sie – nicht erst im Alter, sondern ihr ganzes Erwachsenendasein lang - soziale Kontakte und Freundschaften in höherem Maße als Männer pflegen.

Die geschilderten Arten von Beziehungsproblematik können im Prozess der Strukturellen Integration durch manuelle und Bewegungs-Arbeit an der Verbindung der Arme mit dem Brustkorb bzw. mit dem Herzen bearbeitet werden. Auch die Verbindung zum Boden, als Ausdruck der Fähigkeit auf den eigenen Füßen stehen zu können, spielt eine Rolle, wenn die Autonomie des Menschen gestärkt werden soll.

Gesellschaftliche Missachtung, Zwang zur Jugendlichkeit

Die für manche vor- oder frühgeschichtliche Gesellschaften selbstverständliche Institution der „Weisen Alten", denen ein herausragender Status deshalb zukommt, weil sie alles gesehen haben und kennen, gibt es schon lange nicht mehr. Die Alten sind vielmehr dadurch stigmatisiert, dass sie sich – so die Zuschreibung von außen - nicht mehr auskennen und dass sie nicht mehr mitkommen.

Die im Alter drohende Abnahme von Offenheit und Flexibilität ist in einer Gesellschaft mit hohen Veränderungsaufforderungen ein Handicap, wie sich etwa in jenen Berufsbranchen zeigt, in denen schon Vierzigjährige nicht mehr eingestellt werden, weil sie als nicht flexibel und risikofreudig genug erscheinen. Und das, obwohl „die Produktivität und Zuverlässigkeit der älteren Mitarbeiter unter dem Strich höher ist als die der jungen" (*Axel Börsch-Supan, Max-Planck-Institut München*, 2005).

Auf der anderen Seite ist das Idealbild älterer Menschen heute das des immer noch flexiblen, wandlungsfähigen Nicht-wirklich-Alten. Es hat sich ein regelrechter Zwang zur Jugendlichkeit herausgebildet, besonders schön sichtbar am Phänomen des „Anti-Aging".

Anti-Aging ist eine medizinische und kosmetische Bewegung, gekennzeichnet durch Behandlungen, Eingriffe und Lebensweisen, die das biologische Alter hinauszögern, stoppen oder rückgängig machen will. Es ist das permanente Ankämpfen gegen das biologische Altern, auch manchmal gegen die natürlichen Alterungsprozesse.

Anti-Aging ist eine ganze Fitness-Industrie, eine Kosmetikindustrie, die mit der Angst vor dem Altern Geschäfte macht.

Anti-Aging als medizinisches Fachgebiet wurde von amerikanischen Wissenschaftlern ins Leben gerufen, die von der Fragestellung ausgingen, wie man das Altern diagnostizieren könnte, wenn man es nicht als natürlichen Prozess, sondern als Erkrankung betrachtet. Schwindende Leibeskräfte, das äußerliche Sichtbarwerden der Zeichen der Zeit und mangelnde Vitalität im Alter werden somit von der Anti-Aging-Medizin nicht nur als behandelbar, sondern vor allem als vermeidbar angesehen.

In diesem medizinischen Zweig, der mit der Angst vor dem Altern Geld verdient, spielen Hormone und Gene eine große Rolle. Die Anti-Aging-Industrie forscht nach dem Gen, welches das Altern stoppt, nach Hormonen, die den Alterungsprozess verlangsamen. Das künstliche Hormon Melatonin soll das Altern hinauszögern. Diese These stimmt jedoch nur bedingt, denn wenn man dem Körper mit künstlichen Hormonen entgegentritt, hält der straffende Effekt nur eine gewisse Zeit lang an, bevor der Körper vollkommen ausgelaugt in Falten zerfällt. Hinzu kommt, dass die Langzeitnebenwirkungen von Hormonpräparaten noch unerforscht sind.

Dabei weiß man inzwischen, dass Gene von Umwelteinflüssen und der eigenen Psyche bestimmt werden.

Die ewige Jugend ist das, was gewünscht wird, entgegengesetzt jeder Realität. Wir fürchten uns in unserer heutigen Gesellschaft, weil das Altern als etwas Unnatürliches dargestellt wird. Überall wird uns gezeigt, dass wir durch gesunde Ernährung, Sport und einen gesunden Lebensstil jung bleiben. Da schämt sich derjenige, der trotzdem altert, weil er glaubt, er hätte etwas falsch gemacht. In der Gesellschaft werden zunehmend nur die Leute akzeptiert, die es irgendwie schaffen, optisch jung und faltenfrei zu bleiben. Das kostet Geld, Nerven, bedeutet den Einsatz von Schönheitsoperationen, den Einsatz von Haarfärbemitteln und Kosmetik.

Eine große Rolle spielt bei diesen Phänomenen natürlich auch die Angst vor dem Tod, vor der Endlichkeit des physischen Körpers (siehe S.74 ff.).

Bei aller Kritik an den skurrilen Blüten der Anti-Aging-Bewegung ist eines natürlich richtig: Es ist menschlich, mit dem Älterwerden zu hadern. Es ist eine Herausforderung wie die des pubertierenden Jugendlichen, der mit körperlichen und seelischen Veränderungen klar kommen muss. Es macht Sinn, Alterungsprozesse zu verlangsamen. Eine gesündere Lebensführung, die Pflege von Körper, Seele und Geist werden ja nicht dadurch unvernünftig, dass es unvernünftige gesellschaftliche Auswüchse gibt.

Trauma

Neben dem Verlust geliebter Menschen durch Tod oder Trennung können andere körperliche oder seelische Traumata (Unfälle, Operationen, Gewalt, sexueller Missbrauch usw.) zu post-traumatischen anhaltenden Stress-Symptomen führen.

Wie bereits erwähnt, kann die Zunahme von Demenzerkrankungen bei den Menschen, die den letzten Weltkrieg und seine Schrecken erlebt haben, als seelischer Selbstschutz vor den Spätfolgen dieser Traumata gesehen werden.

Um mit solchen Gegebenheiten sinnvoll umgehen zu können, haben sich zahlreiche Behandler in speziellen körperpsychotherapeutischen Verfahren fortgebildet.

Eine dieser Methoden ist *Somatic Experiencing (SE)*, das von Dr. Peter Levine in 30jährigen praktischen Studien entwickelt worden ist.

Beim *Somatic Experiencing®* wird auf die im Gefolge traumatischer Erlebnisse entwickelten Stressmuster psychosomatischer Art eingegangen. Die betroffene Person lernt, jene Ressourcen zu entwickeln, welche individuelle Selbstheilungskräfte aktivieren, um alte, tief verletzende Erlebnisse in Heilungsprozesse zu transformieren.

Es geht bei dieser Methode also nicht um ein Ausagieren von traumatischen Gefühlen, sondern darum, die in Symptomen gebundene Energie durch schrittweises „Neu-Verhandeln" auf der leiblichen und seelisch-geistigen Ebene freizusetzen und für eine allmähliche Selbst-Heilung zu nutzen.

Es gibt viele Erlebnisse, die traumatisch wirken (können):

- Intrauterine Vergiftung während der Schwangerschaft
- Kaiserschnitt-Geburt (zu schnelle Dekompression und fehlende Stimulation des Körpers beim Transit durch den Geburtskanal)
- Sauerstoff-Mangel (Geburt, Ertrinken)
- Ätherbetäubung
- Angriff durch Tiere, Räuber usw.
- Sexueller Missbrauch
- Naturkatastrophe (Erdbeben, Feuer usw.)

- Sturz (besonders aus großen Höhen)
- Verletzungen und Operationen
- Krankheit (besonders mit hohem Fieber)
- Krankenhausaufenthalt (Immobilisation, Trennung, Tod usw.)
- Verlust oder Tod eines geliebten Menschen
- Medizinische Behandlungsmaßnahmen (mit Gurten festgebunden sein, Narkose in verängstigtem Zustand u.a.)

Anzeichen für ein erlittenes Trauma können sein:

- Hartnäckige Kontrolle von Vorgängen
- Regression
- Unkontrollierte Wutanfälle
- Hyperaktivität
- Schreckhaftigkeit
- Wiederholt Alpträume oder nächtliches Aufwachen, Um-sich-schlagen im Schlaf
- Vergesslichkeit, Konzentrationsunfähigkeit
- Streitsucht oder totaler Rückzug
- Ängstlichkeit
- Starke Anhänglichkeit
- Körperliche Beschwerden unbekannten Ursprungs

Die Erfahrung zeigt, dass Menschen, die ein und dasselbe Trauma gemeinsam erleben, unterschiedlich daraus hervorgehen. Manche sind mehr oder weniger geschädigt, andere nicht. Das hängt davon ab, wie seelisch stark die betroffene Person (schon vorher) war. Außerdem ist ausschlaggebend, ob es dem betroffenen Menschen gelingt, in der Situation die innere und äußere Orientierung zu behalten und in irgendeiner Form handlungsfähig zu bleiben. Beides hängt natürlich teilweise zusammen.

Wenn wir mit Menschen arbeiten, sind wir sensibel für Anzeichen, die auf eine mögliche Traumatisierung hindeuten, und stellen unsere Arbeitsweise darauf ab.

Dies betrifft sowohl die Berührungsqualität und die Art der manuellen Techniken als auch die Beziehung zum Klienten generell. Es wird im Behandlungsprozess besonders viel Wert auf die Integrationsfähigkeit in Bezug auf Veränderungen gelegt.

Generell kann man sagen, dass die folgenreichste Verletzung, die ein Mensch beim Trauma erleidet, die massive Verletzung seiner Grenzen ist. Das hat zur Folge, dass ein traumatisierter Mensch seine leiblichen Grenzen und Beziehungsgrenzen nur schlecht oder gar nicht mehr spüren kann. Hinzu kommt, dass für die Betroffenen oft der einzige Fluchtweg aus der Situation das teilweise Herausgehen aus dem eigenen Körper war.

Jede therapeutische oder pädagogische Arbeit beinhaltet daher, das Gespür für den Leib und seine Grenzen wiederherzustellen. Dies geschieht sowohl durch das „Containern" des Leibes mit Hilfe der Hände und dinglichen Grenzen wie Zudecke, Boden, Wand usw. als auch durch das Anregen von Wahrnehmungsprozessen in Bezug auf Leibesempfindungen, Atem, spontane Bewegungen, innere Bilder, Gefühle und Gedanken. Auch in der Beziehung zwischen Klient und Behandler gilt es Grenzen und die Autonomie des Ich zu stärken.

Wenn ein Mensch im vorsprachlichen Alter der Kindheit eine Erfahrung gemacht hat, bei der kein erfolgreicher Abschluss der Situation zustande kam, kann die Lösung des traumatisierenden Ablaufs über eine subtile Arbeit mit dem vegetativen Nervensystem (Stressreduzierung) nachgeholt werden (Abb.21).

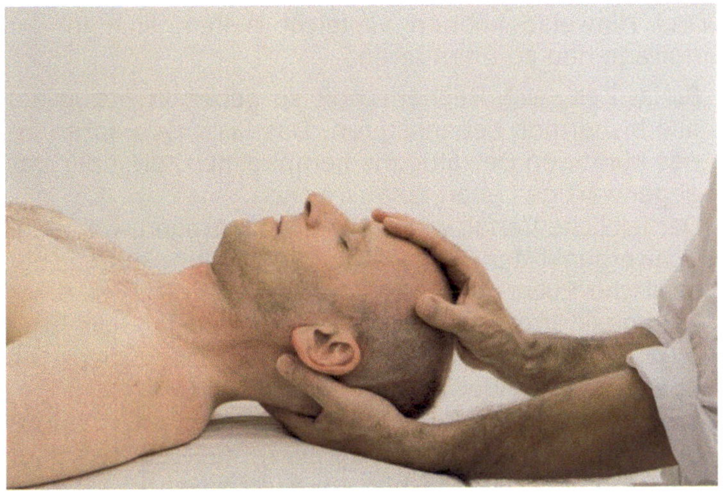

Abb. 21

Die Frage nach dem Sinn des Lebens

In früheren Zeiten ergab sich der Lebenssinn oft aus den biologischen Funktionen, der gesellschaftlichen Stellung und religiösen Aspekten. Heute, in Zeiten des Individualismus und des Materialismus, ist es hingegen ungleich schwieriger, Zweck und Ziele des eigenen Daseins und Handelns zu definieren. Somit ist die Frage nach dem Lebenssinn nicht mehr einfach zu beantworten. Das Wirken des Menschen, sein Lebensweg und sein Glück liegen allein in seiner Hand. Er hat unendlich viele Möglichkeiten, sich zu verwirklichen, fühlt sich diesen Anforderungen jedoch nicht immer gewachsen. Dies gilt besonders für die letzten Lebensabschnitte, wenn die Frage nach der Bilanz des eigenen Lebens in den Vordergrund tritt.

Je nach der eigenen Weltanschauung werden hierbei gegebenenfalls auch spirituelle bzw. religiöse Fragen berührt.

Drei Hinweise können vielleicht helfen, sich in der Sinnfrage neu zu orientieren:

- Es ist Zeit, sich Rechenschaft zu geben in Bezug auf alle bisherigen Lebensstufen. Das lässt Qualitäten eines künftigen Bewältigens herankeimen, die über das gegenwärtige Leben hinausreichen.
- Der leibliche Verfall wird am besten getragen, wenn der Schwerpunkt der biografischen Entwicklung auf geistig-seelische Ebenen verlagert wird. Dies sind dann echte Zukunftskräfte. Entscheidend ist allerdings, ob die Existenz einer geistigen Realität (neben der körperlichen und seelischen) bewusst an-erkannt wird.
- Biografische Freiräume sind zu entdecken, die uns gestatten, dasjenige aufzugreifen, zu ergänzen oder nachzuholen, was bisher vernachlässigt bzw. ganz verdrängt wurde.

Die Endlichkeit dieses irdischen Lebens

Die Leute sagen: Es mag ein Leben nach dem Tod geben. Aber warum sollten wir uns hier auf der Erde darum kümmern? Das werden wir schon nach dem Tod sehen!

Um nicht in Finsternis durch das Leben nach dem Tod zu tappen, um nicht in einer grausigen Einsamkeit zu leben, dazu müssen die Begriffe und Ideen hier auf der Erde das Licht entzünden.

Rudolf Steiner

Tod und Sterben haben für die meisten von uns etwas Beängstigendes. Neben dem Wunsch, ohne langes Leiden sterben zu können stellt sich die Frage, ob und was nach dem Tod kommt.

Ab dem fünfzigsten Lebensjahr ist es sinnvoll, sich auf den Tod vorbereiten. Dabei kann es hilfreich sein, für sich Antworten auf folgende Fragen zu finden:

- Welche Fragen, die meinen Tod betreffen, habe ich für mich geklärt?

- Mit wem möchte ich mich darüber austauschen?
- Wissen meine Familie und Freunde um meine Wünsche?
- Welche Dinge machen mir am meisten Angst?
- Kenne ich jemanden, der bereits einen Sterbenden begleitet hat, mit dem ich mich austauschen könnte?

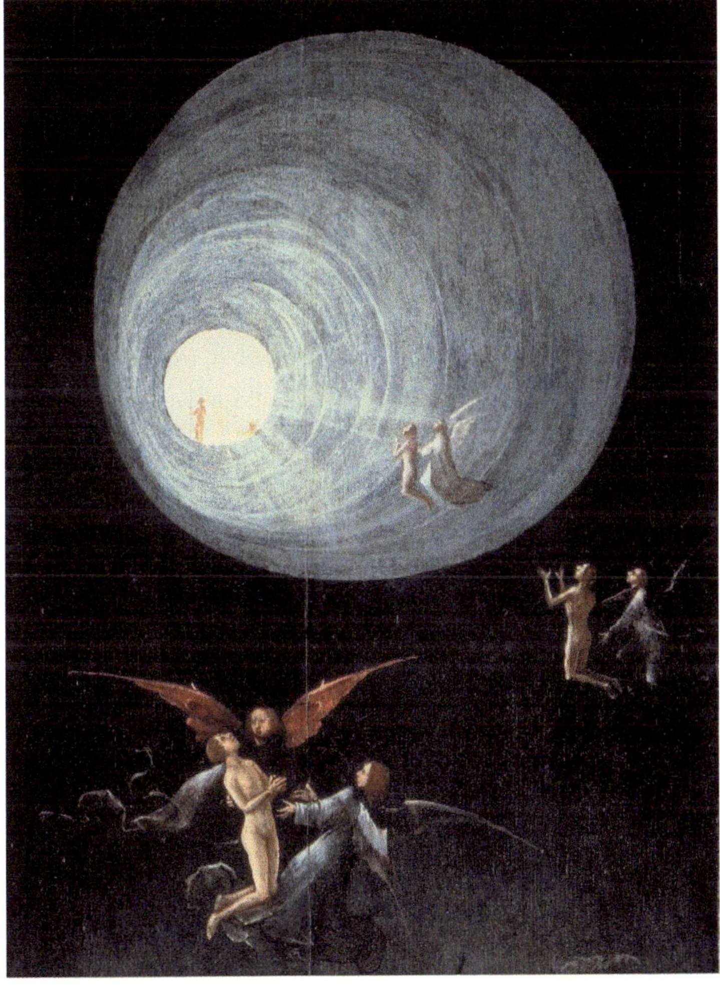

Abb. 22 *Der Flug zum Himmel* (Ausschnitt) von Hieronymus Bosch

Die Palliativschwester Dorothea Mihm hat im Laufe von 30 Jahren tausende Menschen beim Sterben begleitet (siehe Literaturliste, S.123). Sie hat neben anderen folgende Aspekte zu einem positiven Umgang mit dem Sterben beschrieben:

- Man kann sich bewusst machen, dass der Tod jede Sekunde eintreten kann.
- Wer stirbt, kann keine materiellen Besitztümer wie Schmuck oder Geld mitnehmen und er muss zurücklassen, was ihm am meisten wert war: Die Familie, den Lebenspartner, seine Freunde. Das Entscheidende beim Loslassen ist die Erkenntnis: Kein Mensch, der uns lieb ist und erst recht kein materieller Besitz kann uns wirklich eine Heimat sein. Wo also finden wir Zuflucht, Schutz, Sicherheit außerhalb der Beziehung zu einem anderen Menschen? Eine solche Heimat finden wir nur in uns selbst.
- Wenn dem Menschen bewusst wird, dass ihn nicht sein Besitz oder seine Äußerlichkeit ausmachen, sondern sein Geist, erkennt er sein wahres Selbst. Insofern kann der Tod auch als Chance betrachtet werden, zu dieser Erkenntnis zu gelangen.
- Innerlich Frieden machen mit denen, die uns Schweres zugefügt haben.
- Innerlich anerkennen, dass man verschiedenen Menschen im Laufe seines Lebens Schweres zugefügt hat und es sie wissen lassen. Vielleicht ist es ihnen möglich, zu verzeihen.

Den Übergang über die Schwelle des Todes zu erleichtern kann auch Rolfing eine Hilfe sein. Ida Rolf selbst, die Begründerin der Methode, ließ sich – schwer erkrankt - am Ende ihres Lebens Sitzungen von einem ihrer Schüler geben. Sie empfand die Leibarbeit Struktureller Integration offenbar als hilfreich dafür, innerlich aufgerichtet den physischen Körper loslassen zu können.

Sport / Bewegung

Die Altersforschung fand heraus (2015): Lediglich 23% der über 65jährigen betreiben regelmäßig Sport, 21% nur gelegentlich (*Deutscher Sportbund*, 2014).

Dabei hilft Bewegung erwiesenermaßen gegen Beschwerden des Bewegungssystems (Arthritis, Arthrose, Rheuma, Bandscheibenverschleiß, Osteoporose und Muskelschwund), Depressionen, Krebserkrankungen (Stärkung der körpereigenen Krebsabwehr, Minderung der Nebenwirkungen von Bestrahlung oder Chemotherapie, weniger Rückfälle nach Heilungen), Fettstoffwechselstörungen, Übergewicht, degenerative Herz-Kreislauf-Erkrankungen (z.B. Arteriosklerose) und Altersdiabetes. Zahlreiche Untersuchungen weisen darauf hin (*Der Spiegel* Nr.5/2006). Sie zeigen u.a., dass die Sterblichkeitsrate träger Menschen bis zu 1/3 höher liegt als bei sich bewegenden Menschen und gesundheitliche Beeinträchtigungen aller Art bei bewegten Menschen statistisch gesehen 12,8 Jahre später auftreten als bei trägen Menschen.

Der Freizeitsport hat in den letzten Jahrzehnten zwar zugenommen. Es ist allerdings dennoch festzustellen, dass viele Menschen die Fähigkeiten einer *subtilen* Leibes- und Ich-Wahrnehmung verloren haben. Man kann durchaus von einer weitverbreiteten „kinästhetischen Dystonie" sprechen. Verursacht wird diese nicht nur durch den modernen bewegungsarmen Lebensstil. Merkwürdigerweise spielen auch Leistungssport, Fitnesskult, Krafttraining usw. eine erhebliche Rolle. Wie kommt das?

Viele Phänomene des modernen Freizeitsports resultieren aus einer Einstellung, die den Leib als Objekt behandelt, ihn immer wieder zur Überschreitung und Missachtung von Grenzen treibt. Das intensive Körpergefühl beim Sport wird dabei irrtümlicherweise oft mit einem ganzheitlichen Erleben von Leib-Seele-Geist verwechselt.

Nicht nur das kinästhetische Empfinden bleibt dabei auf der Strecke, sondern es kommt noch hinzu, dass die eigentlich *geistige* Sehnsucht des Menschen, seine Grenzen zu erweitern und sich zu vervollkommnen, unbewusst bleibt und auf die ausschließlich *physische* Dimension projiziert wird, die sich in einer Jagd nach Bestleistungen und der Erfüllung von Schönheitsidealen („Bauch-Beine-Po") äußert. Der emotionale Thrill des Sprinters, die nüchtern-kalte Wissenschaftlichkeit des Kraftsports und die Trance des Marathonläufers - das sind Versuche, die Grenzen von Zeit und Raum zu überschreiten. Sie können jedoch eine *geistige* Bewusstseinserweiterung auf der Grundlage eines inneren Gleichgewichts von Denken, Fühlen und Wollen nicht ersetzen.

Sporttreibende Menschen verbringen häufig viel Zeit damit, Teile ihres Körpers zu entwickeln - stärkere Beine, Arme etc. Was ihnen oft fehlt, ist die umfassendere Wahrnehmung eines integrierten Körpers, um ihre Stärke in einer ausbalancierten Art und Weise zu gebrauchen, verbunden mit größerer Bewegungsfreiheit, weniger Energieaufwand und feinerer Koordinationsfähigkeit.

Das Verletzungsrisiko im Sport hängt wesentlich davon ab, ob der Organismus genügend Durchlässigkeit für Bewegungsimpulse besitzt. So kann z.B. eine mangelnde Beweglichkeit von Becken und Hüftgelenken die Knie destabilisieren, weil beim Fehlen einer ausgeglichenen Beweglichkeit von Hüft- und Kniegelenken die auf ein Knie einwirkenden Zug- und Druckkräfte nicht ausreichend verringert werden.

Aus all dem folgt: Chronische Beschwerden sind nicht selten eine Begleiterscheinung regelmäßigen Sports. Die Rolfing-Behandlung und das Erarbeiten einer günstigeren Haltung beim Sport (Abb.23) können helfen, dass nicht nur Schmerzen vermieden werden, sondern sich außerdem Koordination und Effizienz der Bewegung verbessern.

Ein größeres strukturelles Gleichgewicht und die fließendere, harmonische Muskelaktivität münden vielfach in mühelosere, anmutigere Bewegungen.

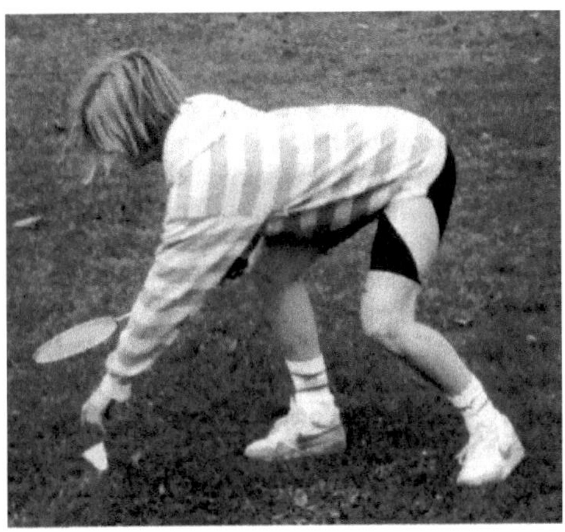

Abb. 23 Optimale Bewegung durch faltendes Bücken und durch Verlängerung der Rumpfachse

Menschen, die Tai Chi, Yoga, Eurythmie und vergleichbaren Übungswegen nachgehen, erleben ihre Bewegungen, nachdem sie Sitzungen in Strukturellter Integration genommen haben, häufig in vorher nicht gekannter Tiefe und Lebendigkeit.

1. Allgemeine Empfehlungen

- Wenn Sie ein eher bewegungsarmes Alltagsleben führen oder eine längere Aus-Zeit hatten, beginnen Sie zeitlich und leistungsmäßig moderat.
- Aufwärmen vor und Abwärmen nach sportlicher Bewegung
- Wenn Sie eine Sportart betreiben, die nur einen Teil des Körpers beansprucht (z.B. Golf, Bogenschießen) oder einseitig ausgeübt wird (Tennis u.a.), sollten Sie sich nebenher ausgleichend bewegen, d.h. Bewegungsarten suchen, die den ganzen Körper bzw. *beide* Körperhälften beanspruchen.
- Wenn Sie eine Sportart aufnehmen möchten, dann wählen sie eine, auf die Sie Lust haben oder von der Sie sich vorstellen können, dass Sie Ihnen gefällt. Überspitzt ausgedrückt: es ist gesünder, eine weniger günstige Sportart mit Freude auszuüben als eine supergünstige Sportart mit langem Gesicht zu betreiben.
- Folgende Formen der Bewegung und des Sports bewegen und fordern die verschiedenen Körperregionen am gleichmäßigsten:
  - Spazieren gehen/Wandern (hält zusätzlich die Sinneswahrnehmung lebendig)
  - Schwimmen
  - Skilanglauf
- Sportarten zur Förderung des Gleichgewichtssinns:
  - Tanz
  - Ski
  - Snowboard
  - Schlittschuh
  - Inline-Skating

- Sportarten zur Förderung der Raum-Orientierung und des Erdens:
  - Golf
  - Kampfsportarten
  - Tanz
  - Eiskunstlauf
  - Fußball
  - Handball

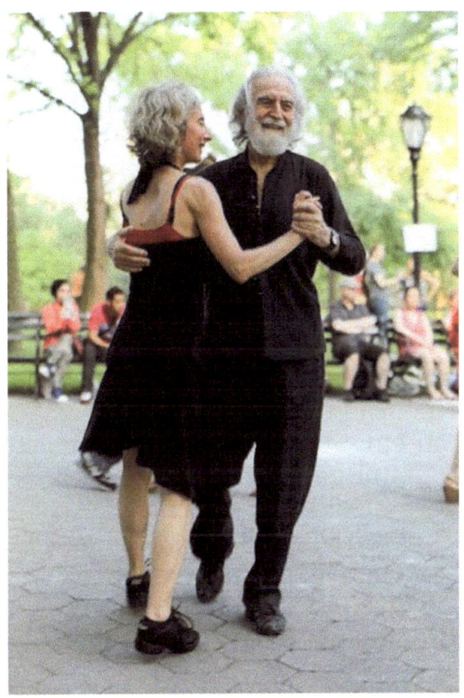

Abb.24

- Demenzerkrankungen vorbeugend: Tanz; besonders solche Tänze, die viel Abwechslung und Improvisation ermöglichen.
- Sportarten für Menschen, die einen bewegungsarmen Beruf ausüben und/oder gefühlsgehemmt

sind: Sportarten mit expressiver Bewegung (Tanz, Kampfsport, Ballspiele)

- Sportarten zur Beruhigung des Denkens und zur Förderung der Aufmerksamkeit: Bogenschießen, Golf und Tanz
- Eher ungünstige Sportarten können sein:
  - Stauchende Sportarten wie Boxen und Ringen. Sie ziehen den Körper in sein Zentrum, weg von Boden und Raum.
  - Stop-and-Go Sportarten wie Squash oder Tennis können u.U. die Knie zu sehr strapazieren.
  - Bei bestehenden Knie- oder Wirbelsäulenproblemen ist Radfahren weniger belastend als manche andere Bewegungsart wie z.B. Joggen.
- Bestimmte Sportarten sind für bestimmte Körpertypen geeignet bzw. weniger geeignet:
  - Die wiederholten komprimierenden Bewegungen des Langstreckenlaufs sind für Menschen mit kompaktem und festem Knochenbau ungünstig. Für Menschen mit langen Knochen, wenig Fett und gutem Stoffwechsel dagegen ist Langstreckenlauf gut geeignet.
  - Bei zerbrechlichem Knochenbau schaden Kontakt-Sportarten möglicherweise.
  - Bei bestehender Osteoporose: nicht zu viel Belastung auf einmal und Sportarten meiden, die mit Sturzgefahr oder mit großen Stoß-, Druck und Scherbelastungen verbunden sind (Squash, Tennis, Fuß- und Handball, Snowboarden, Skiablauf), außer man ist versiert in der jeweiligen Sportart.
- Lassen Sie sich bei der Auswahl ihrer sportlichen Aktivitäten nicht von modischen Trends beeinflussen. Oftmals sind es nicht die angeblich besonders gesundheitsfördernden Eigenarten dieser Betätigung, sondern versteckte kommerzielle Interessen,

die dazu führen, dass selbst seriöse Tageszeitungen voll des Lobes über diese Trends sind.

Beispiel: Nordic Walking:

- Ein skandinavischer Hersteller von Skistöcken wollte den schlechten Absatz während der Sommerzeit erhöhen und fand einen Sportstudenten, der die Vorzüge des „Trockenübens" von Skifahrern auch für das allgemeine Publikum pries.
- Der entlastende Effekt für Hüft-, Knie- und Fußgelenke ist sehr gering (Untersuchung der Europa Fachhochschule *Fresenius*, Idstein, 2005). Wenn bei langgezogenen Schritten das Bein mit nahezu vollgestrecktem Knie aufgesetzt wird, ist der Druck sogar größer als beim Joggen.
- Wenn Sie trotzdem Nordic Walking machen möchten, folgender Hinweis: Die Wirbelsäule sollte nicht starr gehalten werden. Das unterbricht den Bewegungsfluss durch den Körper und behindert die spiralige Bewegung des Rumpfes sowie die freie Beweglichkeit von Hüften und Schultern.

2. Joggen und Langlauf

Folgende Hinweise sind abgewandelt z.T. auch auf andere Sportarten anwendbar.

- Auf erdigem Untergrund laufen, da asphaltierte Wege den Körper allzu harten Stößen aussetzen.
- Unterkiefer entspannt hängen lassen.
- Gesichtsmuskulatur locker lassen. Die Augen sollten weich schauen, nicht starren.
- Manche Jogger pressen den Kopf in den Nacken und verkrampfen die Nackenmuskulatur. Den Kopf in eine ausbalancierte Position bringen (Augen schauen horizontal) und sich vorstellen, er sei eine Boje, die auf ruhigem Wasser schwimmend ganz leichte Tänzelbewegungen vollführt. Nacken entspannt lassen.
- Die Arme nicht an den Leib pressen und nicht anspannen, sondern frei schwingen lassen. Unter- und Oberarme sind entspannter, wenn der Winkel zwischen beiden etwa 90 Grad beträgt. Die Schultern nicht hochziehen und die Hände nicht verkrampfen.
- Falls der Brustkorb zu sehr vorgeschoben ist und die Schultern nach hinten gezogen werden, das Brustbein ein wenig sinken und die Schultern ein wenig nach vorn-unten fallen lassen. Wenn der Brustkorb im Gegenteil eher zusammengesunken ist, und die Schultern nach vorne geschoben sind, so kann man sich vorstellen, ein unsichtbarer Faden würde das Brustbein ganz leicht nach vorn-oben ziehen.
- Sich passiv der Atmung überlassen. Stellen Sie sich vor, die Rippen des Brustkorbs würden mit der Atembewegung sanft im Wasser schwimmen.

- Sich vorstellen, das Becken hängt vom Brustkorb herab wie der Passagierkorb eines gasgefüllten Ballons. Dies fördert u.a. den Gebrauch der Lenden-Darmbein-Muskeln (*Iliopsoas*).
- Wenn die Beine - sichtbar an Füßen und Knien – schlingernde Bewegungen machen, sich vorstellen, dass die Knie von unsichtbaren Fäden parallel nach vorn gezogen werden. Ein anderes Bild: die Kniescheiben leuchten wie zwei Autoscheinwerfer parallel nach vorn.
- Der Nutzen spezialisierter Laufschuhe für die Verletzungsprävention ist fragwürdig, berichteten verschiedene britische und amerikanische Sportfachzeitschriften 2010. Darüber hinaus führen sie oft zu Knie- und Hüftproblemen.

3. Radfahren

- Die verbreitete Haltung des Radfahrers (vornkonkave Mittellinie des Rumpfes) sowie eine Überstreckung des Nackens führen längerfristig zu Problemen der Wirbelsäule und Rückenschmerzen. Außerdem ist die Kraftübertragung ungünstig. (Abb.25 links).

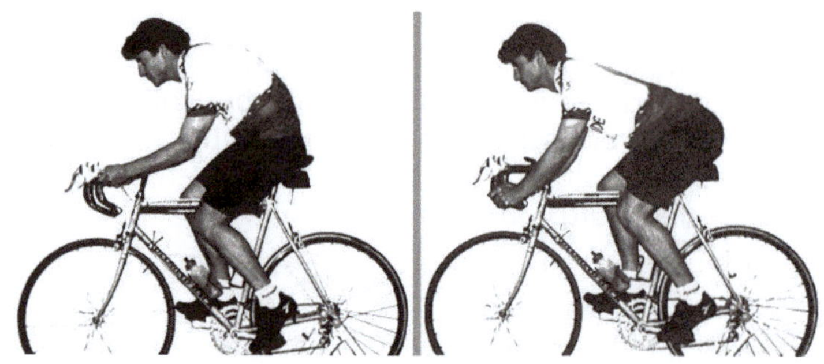

Abb. 25
links: Rundrücken, gestauchter Rumpf, verkürzter Nacken
rechts: verlängerte Rumpfachse, effektive Kraftübertragung

- Nackenprobleme können Folge eines nicht richtig eingestellten Sattels sein.
- Gefäßprobleme (externe Hüftknochen-Arterie) und Nervenprobleme im Bein und um die Dammgegend sind häufig: Eine Überdehnung dieser Arterie, die für die Blutversorgung des Penis verantwortlich ist, und der Druck auf neurovaskuläre Strukturen der Dammgegend führen beim Mann zu Erektionsproblemen und zu Taubheit der Dammgegend. Ursachen: Wiederholt und langandauernde Hüftbeugung (in Kombination mit überentwickelten Iliopsoas-Muskeln) und zu niedriger Lenker.
- Typische Verletzungen von Profi-Radfahrern sind:
    - Mikrotraumata in der Sehne des vorderen Oberschenkelmuskels (Quadriceps) und Schmerzen

im Gelenk zwischen Schienbein und Oberschenkelknochen.

- Iliotibialband-Syndrom: dieses kräftige Band an der Oberschenkelaußenseite reibt schmerzhaft am Oberschenkelknochen oberhalb des Knies.

Beides wird durch Überlastung bedingt, eventuell in Kombination mit Beinlängendifferenz oder der Fußhaltung oder einer Rotation des Schienbeins (nach innen oder außen). Zu beachten ist: Ein zu hoher Sattel begünstigt das Iliotibialband-Syndrom, ein zu niedriger oder zu weit vorn befindlicher Sattel führt zur Reizung des Gelenks zwischen Kniescheibe und Oberschenkelknochen.

➢ Empfehlungen für die Haltung auf dem Rad (Abb. 25 rechts):
  - Der Rumpf sollte eine nach vorn konvexe Mittellinie aufweisen.
  - Diese Rumpfausrichtung unterstützen durch ein nach vorn geschobenes Brustbein.
  - nach hinten geschobene Sitzknochen für gute Kraftübertragung
  - Fußgelenke flexibel bewegen
  - Hände möglichst wenig mit Gewicht belasten. Dies gelingt durch Brustbein-Orientierung nach vorn als Teil der Konvexität des Rumpfes und durch Deblockierung der Schultergelenke sowie dadurch, dass die Ellbogen relativ nah am Rumpf belassen werden.
  - Handgelenke relativ gerade halten, nicht abwinkeln.
  - Nacken frei beweglich lassen und möglichst wenig überstrecken

4. Faszientraining

Nachdem jahrzehntelang die Faszien als wichtiges Organ von der Schulmedizin und im Sport ignoriert wurden, gibt es seit einigen Jahren einen regelrechten Faszienhype. Ausgelöst wurde er durch eine Fülle von Forschungsergebnissen in der jüngeren Zeit. Clevere Therapeuten und Sportlehrer entwickelten ein „Faszientraining", das sie nun lukrativ vermarkten. Inzwischen springen immer mehr Anbieter (Sportstudios, Yogalehrer usw.) auf diesen fahrenden Zug auf.

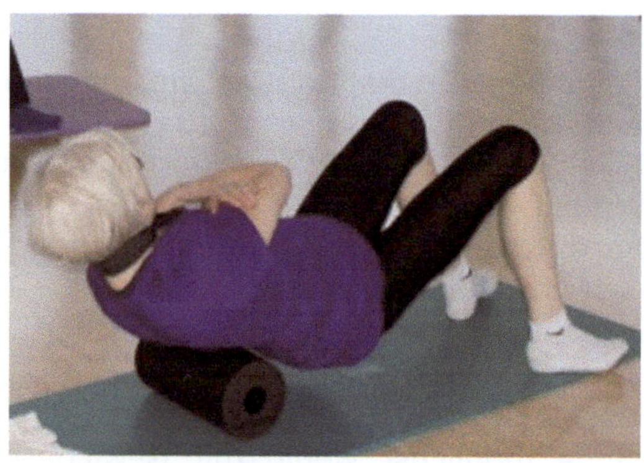

Abb. 26 Verspannte Gesäßmuskeln, verkürzte Rumpfvorderseite und verspannte Muskeln der Halsvorderseite beim Einsatz der Black Roll.

Eine große Rolle spielt dabei der Einsatz der *Black Roll*, mit deren Hilfe man Faszien selbst behandeln kann (Abb.26). Für viele Faszienabschnitte ist dieses Teil allerdings viel zu groß/grob. Noch nachteiliger ist, dass beim Einsatz dieser Rolle der Körper eine strukurell oft nachteilige Positionierung einnimmt. Mit der Konsequenz, dass andere als die behandelten Gewebeabschnitte verkürzen und/oder prekäre Gelenke unter Umständen destabilisiert werden bzw. blockieren.

Soweit es die Bewegungsübungen des Faszientrainings angeht, können diese durchaus sinnvoll sein, aber nur im Kontext des individuellen Prozesses Struktureller Integration. Denn:

- Eine geordnete Struktur des Körpers (Füße laufen geradeaus, Hüftachse hinten, Schultern werden "getragen", Brustbein führt beim Laufen, Kopf ist aufgerichtet etc.) ist die Grundvoraussetzung, um sich wieder mit Faszien energiesparend bewegen zu können. Dies leistet kein Faszientraining, sondern nur eine Strukturelle Integration des Körpers, wie sie in diesem Buch beschrieben wurde.
- Unterschiedslos alle möglichen Faszienabschnitte zu trainieren und zu dehnen ist nicht nur wenig hilfreich, es kann die eigene Körperstruktur sogar verschlechtern und zu entsprechenden Symptomen führen. Denn jeder Mensch hat eine persönliche Körperstruktur, die auf individuellen Dysbalancen im Fasziennetzwerk des Körpers beruht. Wenn Sie Sitzungen in Struktureller Integration nehmen, wird Ihnen der Behandler *auf Ihre Struktur abgestimmte* Übungen und Hinweise an die Hand geben. Diese beruhen auf jahrzehntelangen praktischen Erfahrungen mit den Faszien.

5. Krafttraining

Stärke ist ein Resultat von Gleichgewicht. Stärke als Resultat von Bemühen um Stärke ist nicht das, was Sie brauchen. Sie brauchen Stärke, die aus der Leichtigkeit erwächst.

Ida P. Rolf

Zwischen dem 30. und 80.Lebensjahr nimmt die Muskelgesamtmasse eines Menschen um ca. 30% ab. Diese Abnahme der Muskelmasse im Alter wird freilich in seiner Bedeutung für Bewegungseinschränkungen überschätzt. Das sieht man schon daran, dass auch bei Tieren die Muskelmasse im Alter abnimmt, ohne dass sie Bewegungseinschränkungen zeigen (außer in pathologischen Fällen).

In unserer Gesellschaft gilt die Nützlichkeit, ja Notwendigkeit eines speziellen Krafttrainings jedoch immer noch als eine unbestrittene Tatsache.

Das hat historische Ursachen. Als gegen Ende des 19.Jahrhunderts die Maschinen erfunden wurden, hat diese Errungenschaft der Technik die Menschen begeistert, weil Maschinen aller Art die menschlich begrenzte Kraft in großem Ausmaß ersetzten und unerhörte Möglichkeiten des Machbaren eröffneten. Diese Faszination der Kraft verführte dazu, den Leib des Menschen als Maschine anzusehen und hält immer noch an, obwohl in der Technik und auf vielen anderen Gebieten Intelligenz im weitesten Sinne der Bedeutung der physikalischen Kraft längst den Rang abgelaufen hat (Informationszeitalter).

Abgesehen davon, dass viele Menschen ihre eigene Muskelkraft erheblich unterschätzen, hat Krafttraining keine signifikante Wirkung auf Bewegungsverbesserung, die Sturzrate bei Älteren oder die Lebensqualität im Allgemeinen. Diese unsere Erfahrung wird durch

121 Studien mit 6700 älteren Teilnehmern bestätigt (*Krafttraining, Cochrane Database Systematic Review,* 2009).

Katzen, ob Haustiere oder Wildkatzen, sind Raubtiere. Dennoch trainieren sie nie ihre Muskeln, die erstaunlich weich und relativ dünn sind. Stattdessen sind sie viel in Bewegung und dehnen sich immer wieder, um Körper und Gewebe geschmeidig zu halten.

Auch wir brauchen kein spezielles Muskeltraining. Wer sich ausreichend bewegt oder körperlich arbeitet, hat in aller Regel genügend Krafttraining. Ausnahmen sind die Rehabilitation nach längerem Krankenlager, bestimmte Erkrankungen wie Osteoporose sowie hochspezialisierte wiederholte Bewegungen (z.B. beim Gewichtheben).

Studien belegen, dass für die Prophylaxe und die Rehabilitation von Gelenk- und Wirbelsäulen-Problemen die Fähigkeit der Muskeln, auf Reize zu reagieren, viel wichtiger ist als Muskelkraft. (*Journal of Bodywork and Movement Therapies*, Oktober 2000)

Und Balance-Übungen vermindern die im Alter wachsende Sturzgefahr erwiesenermaßen mehr als Kraftübungen. (*Prof. Gollhofer, Direktor des Instituts für Sport und Sportwissenschaft der Uni Freiburg*, 2012)

Doch spezielles Krafttraining ist nicht nur überflüssig, es hat auch eine ganze Reihe erheblicher Nachteile:

- Der neurale Aspekt von Bewegungsqualität wird nicht genügend angesprochen; die Propriozeption, d.h. die Eigenwahrnehmung von Körperbewegung und -lage im Raum oder der Lage einzelner Körperteile zueinander werden vernachlässigt bzw. stumpfen eher ab. Die Relevanz dieses Mangels wird deutlich, wenn man weiß, dass z.B. die Ursache von Schmerzen im unteren Rücken eher ein Defizit der neuronalen Bewegungssteuerung als ein Mangel an Muskelkraft ist (*Hides et al.* 1996; *Richardson et al.* 1999; *O'Sullivan* 1997).

- Krafttraining bezieht sich meist auf die äußere Muskulatur. Die innere Muskulatur bleibt „inkompetent". Analog zur Architektur erdbebensicherer Gebäude, bei denen es nicht die rigiden Wände sind, die ein Gebäude stabilisieren, sondern die flexible Unterstützungs-Struktur im Innern des Gebäudes, analog dazu sind es nicht die äußeren Muskeln, sondern die flexiblen myofaszialen Binnenstrukturen, die dem menschlichen Körper Stabilität verleihen. Das Training der *inneren* Muskulatur ist ebenfalls nicht zielführend, weil die Überbetonung von Stärke Rigidität und dysfunktionale Atemmuster erzeugt.
- Aspekte der ökonomischen Koordination und Kraftübertragung durch den ganzen Körper werden zu wenig berücksichtigt.
- Die individuelle Körperstruktur wird beim Krafttraining kaum berücksichtigt. Das hat negative Folgen:
  - Bestehende personenspezifische Defizite der Körperstruktur werden verstärkt, da die Bewegung selbst oder ihre Ausführung den bestehenden fixierten myofaszialen und neuralen Mustern folgt. (Abb. 27)
  - Dysbalancen im Zusammenspiel zwischen den Muskeln (Agonisten und Antagonisten) sowie asymmetrische Muskelzüge an Gelenken verfestigen sich.
  - Die Unterschiedlichkeit der Ernährung des Gewebes in verschiedenen Körper- bzw. Muskelregionen verstärkt sich.
  - Überentwickelte Muskeln führen zu schmerzhaften Überdehnungen der Muskelfaszien, was den Stoffwechsel im Bindegewebe einschränkt.
  - Gelenkspiel und -stoffwechsel werden eingeschränkt durch strukturelle myofasziale Verkürzungen, die die Gelenke komprimieren.
  - Überentwickelte und verkürzte Muskeln führen zu mangelnder Aktionsfähigkeit bei Kontraktion und Dehnung/Entspannung; außerdem ermüden sie leichter.

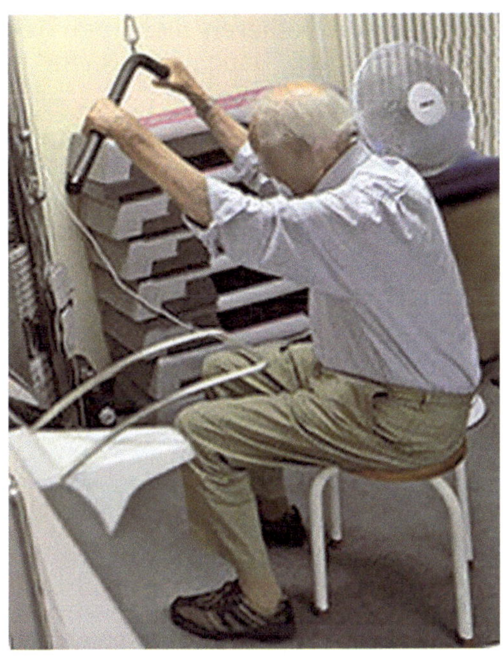

Abb. 27 Durch diese Sitzhaltung beim Training (Becken nach hinten gekippt, verkürzte Rumpfvorderseite mit Tendenz zum Rundrücken) ist der Schaden (Verstärkung struktureller Fehlmuster) größer als der Nutzen

Ergänzend ist speziell zum Bauchmuskeltraining hinzuzufügen:

- Nicht die äußeren Bauchmuskeln (Rectus abdominis und schräge Bauchmuskeln) geben dem Rumpf Halt, sondern der tiefliegende Muskel Transversus abdominis. Ein Auftrainieren der äußeren Bauchmuskeln schwächt diesen Muskel und damit die Lendenwirbelsäule.
- Verkürzte Bauchmuskeln führen zu eingeschränkter Zwerchfellbeweglichkeit, und die natürliche Massage der inneren Organe durch ausreichende rhythmische Bewegung von Zwerchfell und Bauchmuskeln entfällt. Abgesehen von den funktionalen Problemen für

die inneren Organe verlieren diese den Tonus ihres Bindegewebes und der Bauch wird mehr nach vorn herausgedrückt.

- Das Training verkürzt die Bauchmuskeln und staucht so den Rumpf. Die Rippen werden abwärts gezogen, wodurch Rundrücken, Nackenschmerzen, Bandscheibenprobleme und die Einschränkung der Atemkapazität begünstigt werden. (Abb.28)

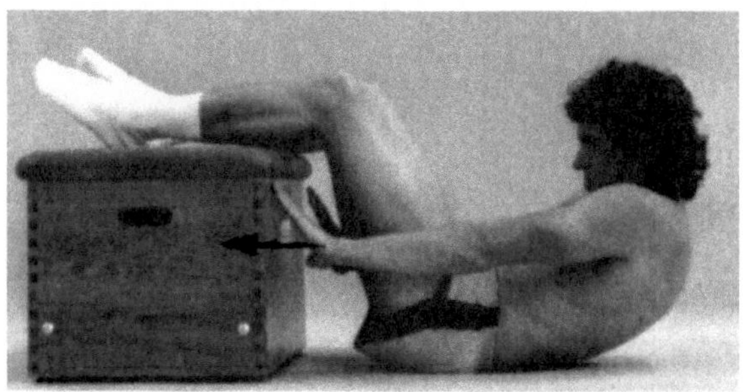

Abb. 28 „Klappmesserübung": Bei diesen sit-ups verkürzen der Hals und die Brustmuskulatur. Falls bereits ein struktureller Rundrücken besteht, wird dieser dadurch weiter verstärkt.

- Die Bänder, an denen der Penis aufgehängt ist, werden mit der verkürzten Bauchdeckenfaszie hochgezogen, wodurch der Penis eingezogen wird. Die Folge ist, dass er an Sensibilität verliert und schrumpft.

Übungen und Anregungen für den Alltag

An dieser Stelle möchte ich Ihnen einige konkrete Anregungen für den „bewegten" Alltag geben, durch die Sie Ihre Körperstruktur besser ausbalancieren und ökonomische Bewegungsmuster fördern können.

Naturgemäß ersetzen diese allgemeinen Empfehlungen nicht die individuellen Hinweise, die Ihnen ein Rolfer oder Rolfing-Movement Lehrer geben kann. Sie werden Ihnen aber selbst dann nützlich sein, wenn Sie sich (noch) nicht dafür entscheiden, Sitzungen in Struktureller Integration zu nehmen.

1. Ausgewählte Leibesübungen

Gangsicherheit und Gleichgewichtssinn

➢ Das Verhältnis des Körpers zur Schwerkraft spüren:

Im Stehen das Gewicht des Körpers von den Füßen her nacheinander nach vorn, hinten, rechts, links, vorn-rechts, hinten-links, vorn-links und hinten-rechts verlagern; jeweils bis an die Grenze zur Instabilität gehen.

Dabei spüren, dass das Gleichgewicht beginnt labil zu werden, sobald das Schwerkraftzentrum des Körpers über den Rand der Unterstützungsfläche (von den Füßen gebildet) hinausgeht, und dass der Körper sich wieder umso mehr entspannt, je mehr das Schwerkraftzentrum des Körpers sich wieder der Mitte nähert.

- Stehen auf einem Bein. Dabei ist es hilfreich, sich beim Anheben eines Beins und beim einbeinigen Stehen vorzustellen, dass ein „Phantombein" dieses Beines noch immer auf dem Boden steht. Alternativ kann man sich auch vorstellen, dass das Standbein Wurzeln hat, die tief in den Boden hineinreichen.

- Diagonaler Vierfüßlerstand (Abb. 29):

  Bei Bedarf ein gerolltes Tuch unter den Fußrücken legen. Hände geradeaus in Schulterbreite am Boden. Beckenboden offen, Bauch locker. Augen schauen senkrecht nach unten; gleichzeitig mit allen Sinnen aufmerksam sein für die Raumperipherie. Hände, Knie, Schienbein und Fußrücken spüren über die Haut den Untergrund.

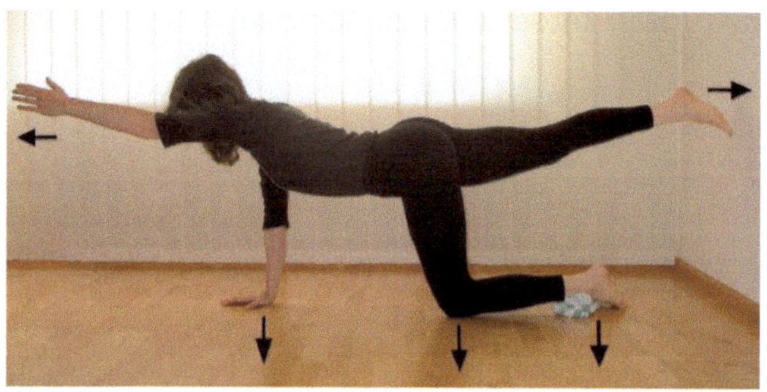

Abb. 29

Nun mit Händen und Füßen subtil gegen den Untergrund drücken mit Gefühl für das Eigengewicht. Sorgsam das Gewicht auf drei Unterstützungspunkte verlagern: Hände und linkes Bein. Das rechte Bein geht langsam in eine horizontale Streckung in den hinteren Raum hinein, wie wenn die Zehen dort etwas berühren möchten. Dabei das Drücken der drei Unterstützungspunkte und die periphere Aufmerksamkeit aufrechterhalten. Atmung nicht flach werden lassen.

Nach einigen Atemzügen langsam das Gewicht auf nunmehr zwei Unterstützungspunkte verlagern: rechte Hand und linkes Bein. Der linke Arm geht langsam in eine horizontale Streckung in den vorderen Raum hinein, wie wenn die Fingerspitzen dort etwas berühren möchten. Gleichzeitig geht der Blick mit in die Richtung nach vorn. Wiederum die Empfindungen beim Drücken der verbleibenden Unterstützungspunkte aufrechterhalten. (Abb.29) Ihr Körper wird in dieser Haltung unterstützt, wenn Sie permanent die Richtungen in den Raum hinein empfinden und das Gewicht in den Händen und Füßen, die den Boden berühren (siehe Vektoren in der Abb.).

Nach einigen Atemzügen langsam schrittweise in den Vierfüßlerstand zurückkehren und das Ganze seitenvertauscht wiederholen.

- Gleichgewicht auf labiler Unterlage (Wippe/Schaukelbrett, Kreisel, Trampolin).

Für ein stabileres Gleichgewicht ist neben einem soliden Erdungsgefühl auch das bewusste Wahrnehmen der räumlichen Umgebung oder der beabsichtigten Bewegungsrichtung wichtig. Deshalb sind die folgenden Übungen zum Thema Raum und Boden sinnvoll:

- Grundsätzlich bei allen Bewegungen und Haltungen gleichzeitig die eigene Schwere und die Richtung nach oben bzw. in den Raum hinein wahrnehmen.
- Das faltende Bücken (siehe S.109 ff.)
- Saugen (mit Strohhalm oder Schnuller) und gleichzeitig die Füße gegen den Boden drücken.
- Ein Bohnen- oder Reissäckchen auf dem Kopf balancieren. Das fördert auch die Aufrichtung.
- Bei einer Bewegungssequenz auf das Ausholen bzw. das Schwungholen zur Bewegung achten. Die Bewegung wird eingeleitet durch ein mehr oder weni-

ger subtiles Schwingen in die Gegenrichtung der intendierten Bewegungsrichtung. Das Ausholen bei einem Tennisaufschlag kennt jeder. Subtiler ist z.B. das Ausholen beim Klavierspielen in Form des Schwunges von Rumpf und Händen vor dem Anschlagen der Klaviertasten, indem man sich verbal instruiert: *„Und* los! Das „und" steht für das Schwungholen.

➢ Sich im Liegen drehen:

Bei den folgenden Beschreibungen wird als Beispiel eine Drehung nach links angenommen. Ausgangsposition: Rückenlage, das rechte Bein ist aufgestellt, der Kopf liegt nach links gedreht, der linke Arm liegt entspannt nach links ausgestreckt.

- Bodenorientierter Modus: Das aufgestellte rechte Bein drückt mit dem Fuß gegen die Unterlage und „schiebt" auf diese Weise den Körper in die Linksdrehung. Gleichzeitig wird der rechte Arm nach links geführt.
- Raumorientierter Modus: Das aufgestellte rechte Bein bleibt passiv. Die Drehung beginnt mit dem Blick in die linke Raumhälfte. Es ist hilfreich, einen bestimmten Gegenstand oder eine Person ins Auge zu fassen. Nun streckt sich der rechte Arm nach dem gewählten Objekt der Aufmerksamkeit und zieht den Körper hinter sich her. Das Objekt übt gewissermaßen eine Anziehung auf Sie aus. Es ist wesentlich für das Gelingen, dass der (gefühlsmäßig mit Sehnsucht o.ä. Empfindungen aufgeladene) Wille eingesetzt wird, während dem *Wie* der Bewegung keine Aufmerksamkeit geschenkt wird. Nur wenn automatisierte Bewegungsgewohnheiten und ein intellektuelles Eingreifen in den Bewegungsablauf unterbleiben, ist eine mühelose Drehung auf diese Weise möglich.
- Beide Modi können auch gleichzeitig benutzt werden.

- Verschiedene rhythmische Bewegungen – improvisiert, nicht auswendig gelernt – zu Musik durchführen.
- Beim Gehen abwechselnd den Kontakt von Ferse und Fußballen zum Boden wahrnehmen.
- Erhöhen Sie beim Gehen ein wenig die Geschwindigkeit, so wird deutlich, ob Sie sich gewöhnlich eher räumlich oder zum Boden hin orientieren. Wenn Ihr Blick beim Gehen eher zu Boden gerichtet ist, also eine Präferenz der Orientierung zum Boden vorliegt, nehmen Sie immer wieder mal bewusst den Raum wahr; bei einer Präferenz der räumlichen Orientierung spüren Sie einmal bewusst den Boden.

Dehnungsübungen

Generelle Hinweise

- Möglichst immer in *zwei* Richtungen dehnen. Beispiel 1: Wenn möglich Arme bzw. Beine *beider* Körperseiten *gleichzeitig* strecken (Abb.30). Beispiel 2: Die Muskeln und Faszien der Beinrückseite nicht nur in Richtung Fuß dehnen, sondern gleichzeitig in Richtung der Sitzknochen (Abb.31).

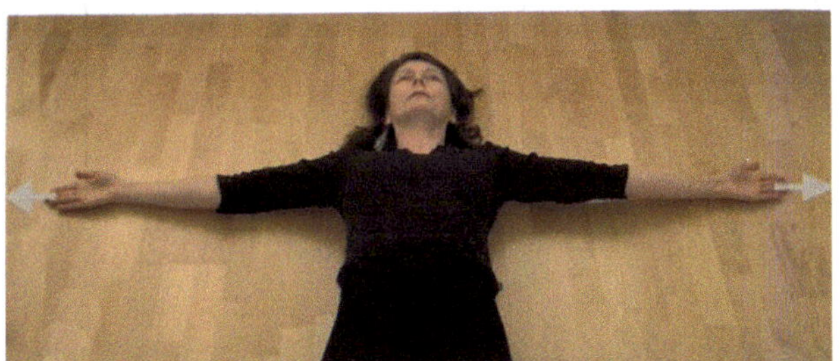

Abb.30

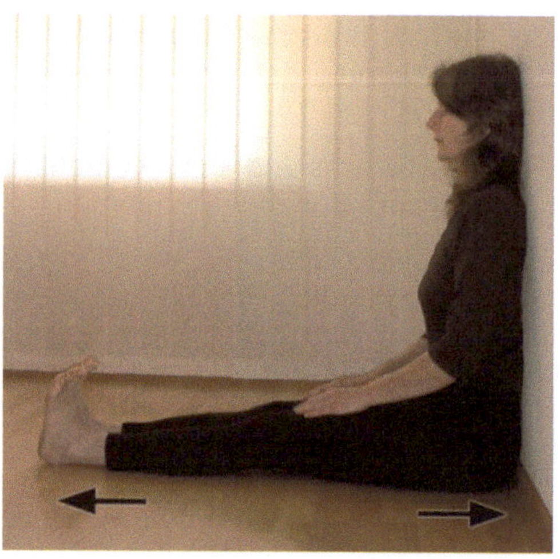

Abb. 31

- Nutzen Sie Sie *unterschiedliche* Winkelstellungen der Gelenke. Beispiel: Streckung der Arme vom Rumpf weg im Winkel von 90°, 50° und 100°.
- Stellen Sie sich vor, dass die Ausdehnung über die Leibesgrenzen hinausreicht, d. h. stellen Sie sich vor, dass der entsprechende Leibesteil weit in den umgebenden Raum hinein sich ausdehnt (Abb.32).

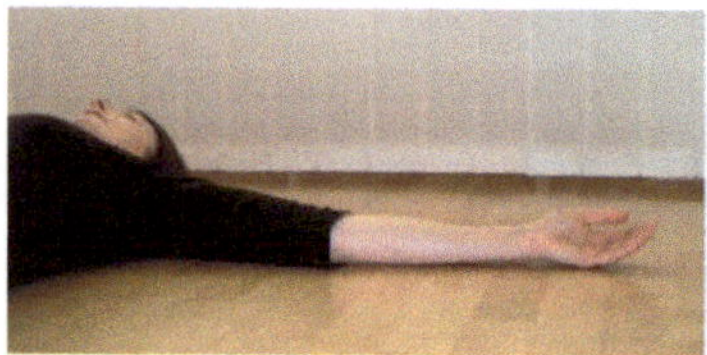
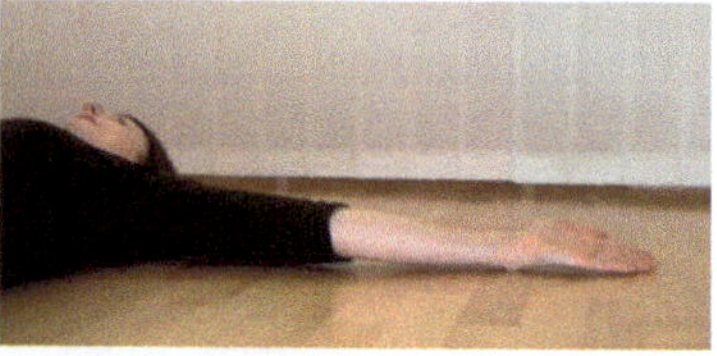

Abb. 32

Links: Die Ausdehnung geht am Handgelenk verloren
Rechts: Arm und Hand strecken sich in den umgebenden Raum hinein

- Beim Dehnen einzelner Leibesgegenden ist es unverzichtbar, dass die Gesamtintegrität der Struktur nicht beeinträchtigt ist. Deshalb achten Sie darauf, dass Ihre innere Vertikalachse, Ihr Vorderseiten-Rückseiten Gleichgewicht und die Rechts-Links-Balance während der Dehnungsübung nicht verloren geht (Abb.33 und 34).

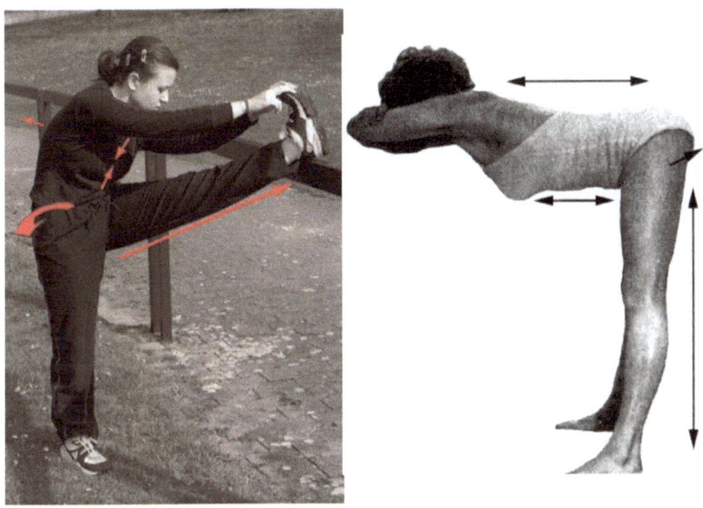

Abb. 33
Links: Desintegration durch eine Kippung des Beckens nach hinten-unten, Rundrücken und verkürzte Rumpfvorderseite.
Rechts: Rücken und Vorderseite des Rumpfes bleiben lang und offen.

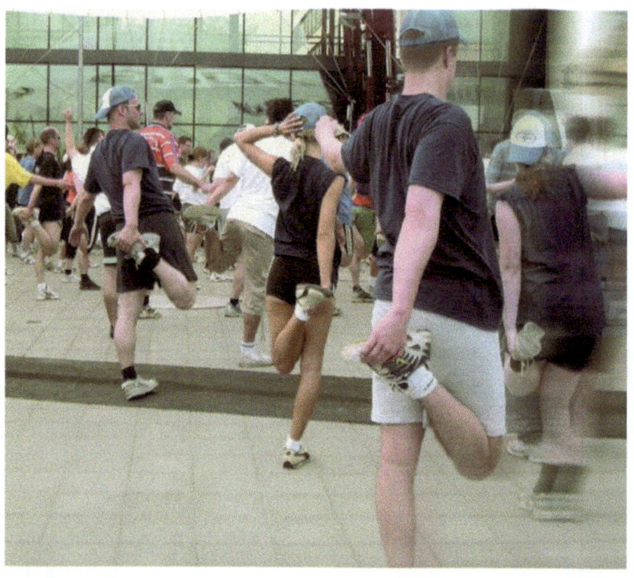

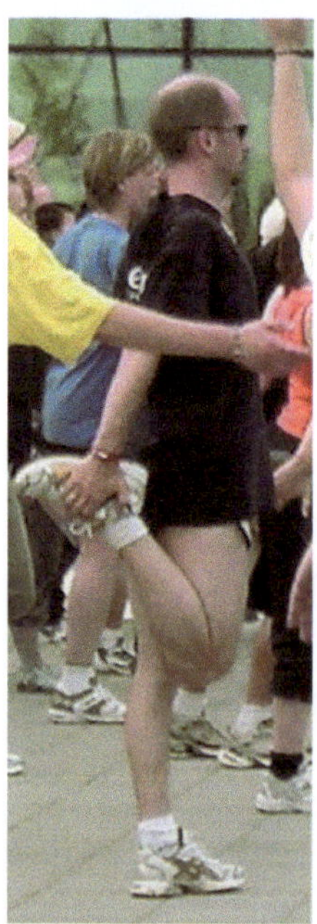

Oben: Bei fast alle Personen ist der Körper nicht im Lot, sondern die Oberkörper und Becken sind gegeneinander verdreht und gekippt, das rechts-links-Gleichgewicht stimmt nicht, der Rücken ist verkürzt usw.

Links: Nur bei diesem Mann ist der ganze Körper während der Dehnungsübung optimal ausgerichtet.

Abb.34 Dehnen der Oberschenkelvorderseite

- Gefühlte 2 Minuten in der Endstellung der Dehnung bleiben.
- In Dehnungsschmerz soweit hineingehen, wie Sie entspannt bleiben können ohne die Luft anzuhalten.
- Gewöhnlich ist es ratsam, *langsam* in Dehnungspositionen hinein- und herauszubewegen. Sonst provozieren Sie einen Dehnungsreflex, der die Muskelfasern veranlasst, sich zusammenzuziehen und der Dehnung zu widerstehen. Wenn Sie jedoch ihre Dehnübungen vor *dynamischen* Sportarten machen (Sprintdisziplinen, Tennis, Baseball, Fußball usw.), ist es besser, *dynamische* Dehnungs*sequenzen* zu benutzen.
- Entspannen in der Dehn-Spannung, z.B. durch die Vorstellung einer Dehnung des *Kern*bereichs, des inneren Kanals des betreffenden Körperteils.

Rumpf dehnen und Wirbelsäule mobilisieren

Legen Sie sich auf die linke Seite. Das linke Bein ist gestreckt, das rechte ist im Knie gebeugt und wird von Ihrer linken Hand am Boden gehalten. Nun drehen Sie rechte Schulter und rechten Arm zusammen mit dem Kopf zur rechten Seite (Abb.35 A). Jetzt strecken Sie den rechten Arm und das rechte Bein (Abb.35 B und C). Fersen, Hände und Sitzknochen strecken sich dabei in Richtung der Zimmerwände. Die Bewegung langsam ausführen und das Atmen nicht vergessen. Sodann die Seite wechseln.

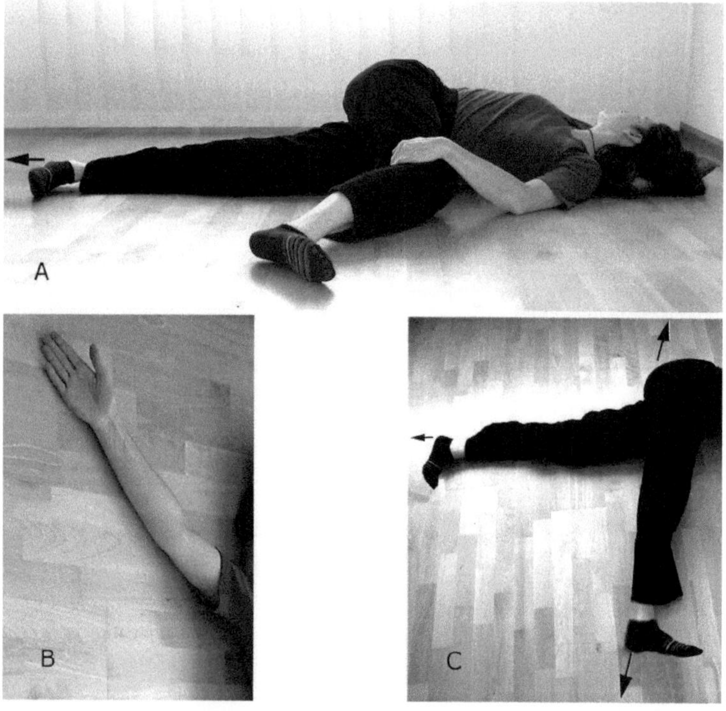

Abb. 35

Aufrichtung und Beweglichkeit des Kopfes

- Stellen Sie sich vor, Ihr Kopf sei ein Gasballon, der nach oben schwebt. Und zwar in senkrechter Verlängerung der Halswirbelsäule. Dabei weder das Kinn hochziehen noch den Nacken überstrecken.
- Stellen Sie sich ab und zu vor, Ihre Augen säßen nicht an der Vorderseite des Kopfes, sondern tief in der Mitte des Kopfes. Von dort lassen Sie entspannt die Bilder von außen hereinkommen, anstatt angestrengt in die Außenwelt zu starren. Neben entspanntem Sehen begünstigt diese Übung die Senkrechte von Kopf und Hals.
- Um eine freie und aufrechte Bewegung von Kopf und Nacken zu bewerkstelligen, machen Sie folgende Übung mit großer Präzision: Drehen Sie langsam ihren Kopf um die innere Achse abwechselnd nach links und rechts, wobei das Augenpaar stets eine horizontale Ausrichtung beibehält (Abb.36).

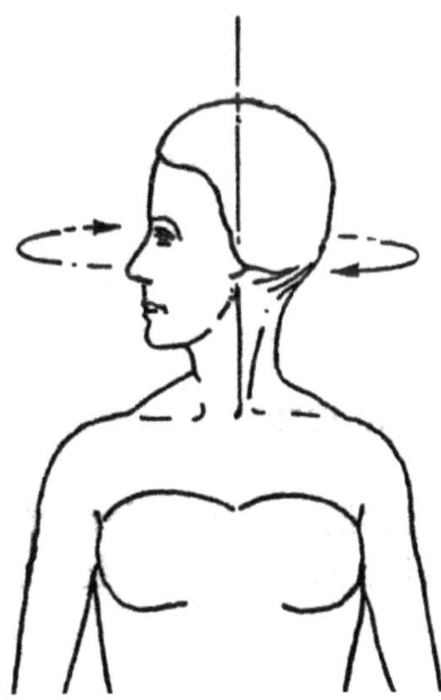

Abb.36

- Häufig besteht zwischen Schädel und erstem Halswirbel zu wenig Raum. Um diese Gegend zu öffnen, machen Sie sehr kleine und ganz langsame Nickbewegungen mit Ihrem Kopf. Lassen Sie diese Bewegung immer kleiner werden, bis Sie nicht mehr genau wissen, ob Sie den Kopf überhaupt noch bewegen oder es sich nur noch vorstellen.

- Vergegenwärtigen Sie sich die Aufwärtsrichtung des Kopfes. Nehmen Sie die leichte Entspannung in der Wirbelsäule wahr, wenn Ihr Kopf sich ein wenig vom Hals nach oben abhebt. Während Sie diesen sanften Zug nach oben spüren, nehmen Sie auch ihr Eigengewicht wahr, das Ihre Arme und Schultern frei nach unten hängen lässt (wie einen Mantel auf dem Kleiderbügel).

- Erspüren Sie Ihre innere Vertikalachse: Sie beginnt am Boden zwischen den Fußknöcheln, verläuft zwischen den Beinen zur Beckenbodenmitte, setzt sich fort entlang der Vorderseite von Kreuzbein und Wirbelsäule bis in die Kopfspitze. Nehmen Sie wahr, dass diese Linie sich einerseits hinunter zur Erde erstreckt (Unterstützung und Standfestigkeit gebend) und sich andererseits nach oben zum Himmel verlängert (Leichtigkeit und Auftrieb verleihend).

- Beobachten Sie ab und zu beim Gehen, wo Ihre Aufmerksamkeit ist. Ist sie eher nach innen gerichtet, was gewöhnlich einhergeht mit einem Blick, der auf den Boden gerichtet ist? Wenn ja, versuchen Sie etwas anderes: Wenden Sie Ihre Wahrnehmung – Schauen, Hören, Riechen usw. – dem Sie umgebenden Raum zu. Nehmen Sie Natur, Häuser und Menschen wahr, spüren Sie die Luft , den Sonnenschein oder den Regen auf Ihrer Haut usw. Seien Sie sich all dessen bewusst, was sich vor Ihnen befindet (dort, wohin Sie gehen). Seien Sie sich auch all dessen bewusst, was sich seitlich von Ihnen befindet (das, was Sie begleitet) und all dessen, was sich hinter Ihnen befindet (dort, wo Sie herkommen).

Entspannung der Kaumuskeln

Während dieser Selbstbehandlung stabilisiert eine Hand den Kopf, die andere Hand ergreift das Kinn (Abb.37 A). Nun öffnen Sie den Mund langsam gegen einen moderaten Widerstand, den Ihre Hand am Kinn leistet (Abb.37 B und C zeigt diese konzentrische Bewegung). Dann schließen Sie Ihren Mund langsam gegen einen moderaten Widerstand Ihrer Hand (Abb. 37 D zeigt diese exzentrische Bewegung).

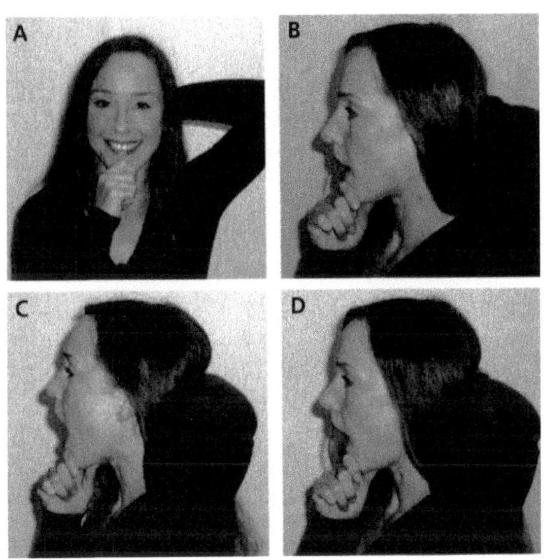

Abb. 37

Entspannung der Schultern

Sie wollen den Arm nach vorn oder seitlich anheben. Bevor Sie den Arm bewegen, erlauben Sie - ausatmend - Ellbogen und Schulter, nach unten zu sinken (nicht herunterziehen, sondern schwer werden lassen). Erst jetzt den Arm langsam in die gewünschte Richtung bewegen. Während der Bewegung achten Sie darauf, dass die Schulter offen und entspannt bleibt. Jetzt probieren Sie einmal als Kontrast die Armbewegung unter bewusster Anspannung des Schulterbereichs. Merken Sie Unterschiede? Diese Übung können Sie variiert vielfach in den Alltag integrieren (Tasse anheben, telefonieren usw.).

Dehnung der Hüftbeugemuskeln (M.Iliopsoas)

- Im Stehen mit Hilfe eines Stuhls: ein Bein ist weit zurückgestellt (Fuß steht geradeaus, Ferse darf angehoben werden), das andere Bein wird mit ebenfalls geradeaus gerichtetem Fuß auf dem Stuhl aufgestellt. Nun bewegen Sie sich mit den Hüften und dem aufgestellten Knie nach vorn. Dabei Hohlkreuz vermeiden. Abwechselnd rechts und links dehnen. (Abb.38 links)
- Im Knien: Sie erreichen die Endposition dadurch, dass Sie auch hierbei den ganzen Rumpf nach vorn bewegen. Achten Sie bei den Dehnungen darauf, dass beide Füße und Knie jeweils geradeaus nach vorn ausgerichtet sind. Abwechselnd rechts und links dehnen. (Abb. 38 rechts)

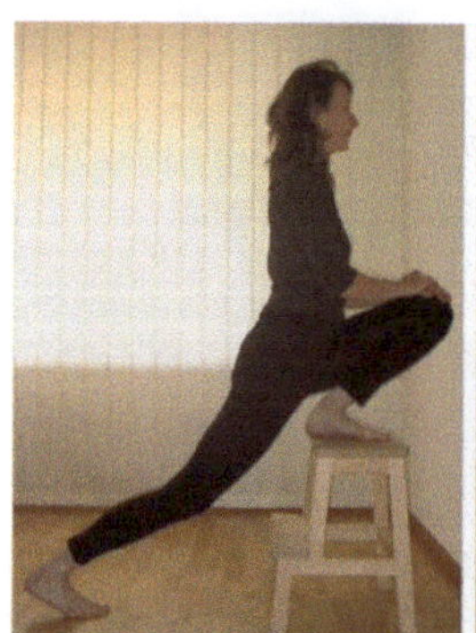
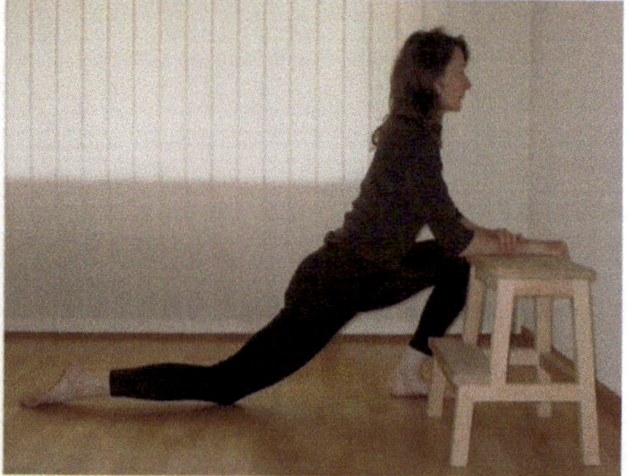

Abb. 38

Rumpf stabilisieren

Um bei großen Kraftanstrengungen den Rumpf stabilisieren zu können, ist es sinnvoll, den tief im Innern horizontal verlaufenden Bauchmuskel *Transversus abdominis* zu aktivieren. Und das geht so:

Von innen her den Bauchnabel Richtung Wirbelsäule maximal einziehen, 30 Sekunden halten und wieder loslassen. Dann dasselbe mit halber Kraft. Wenn Sie mit halbem Kraftaufwand die hohle Bauchform halten können, sollten Sie während des Haltens normal atmen. Zunächst im Vierfüßlerstand üben, dann mit dem Rücken an die Wand gelehnt, dann frei stehend und schließlich in Rückenlage, während ein Bein Richtung Brustkorb gezogen und wieder gestreckt wird. Achtung: Den Brustkorb während der Übung nicht anheben.

Falten und Entfalten

Eine der effektivsten Übungen, die Rolfing-Strukturelle Integration zu bieten hat, ist das *Falten und Entfalten*. Sie verlängert und öffnet den inneren Raum und erinnert das Nervensystem an die ökonomischste räumliche Beziehung der Leibessegmente zueinander.

Besonders für zwei strukturelle Muster ist die Übung sehr hilfreich: Das erste Muster ist ein nach hinten-unten gekipptes und nach vorn verschobenes Becken. Bei diesem Strukturtyp hängt das Körperzentrum nach vorn durch. Das zweite Muster sind überstreckte Knie.

Falten an der Wand

Stehen Sie mit dem Gesicht zur Wand (Abb. 39, 1), die Arme gestreckt und die Hände parallel an der Wand. Stellen Sie sich vor, die Hände seien an der Wand angeklebt. Die Vertikalachse zwischen Fußgelenken und Schultern ist leicht nach vorn geneigt (2). Die Hüftgelenksachse befindet sich ein wenig hinter der Vertikalachse. Die Füße stehen hüftbreit parallel.

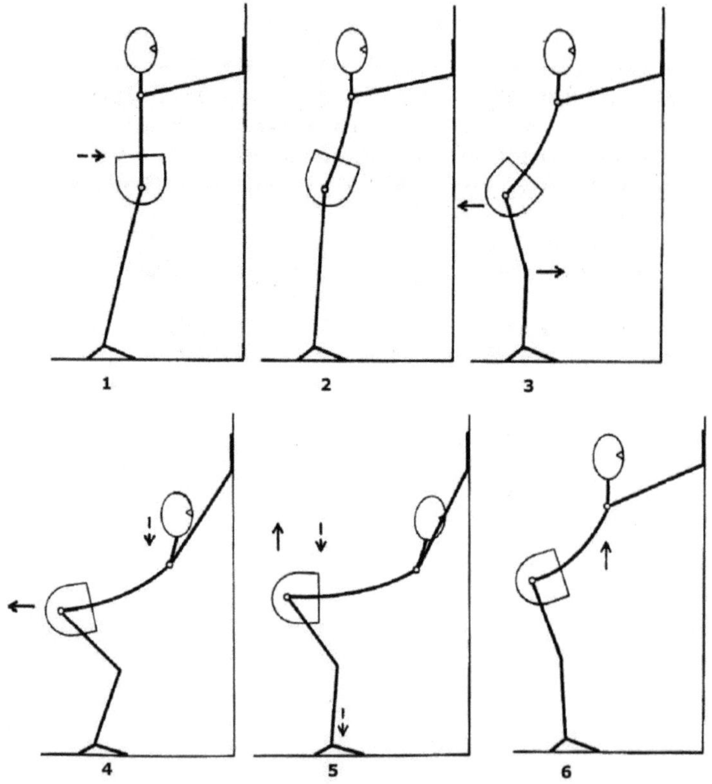

Abb. 39 Falten an der Wand
⟶ durchgezogene Pfeile: Bewegungsrichtung
gestrichelte Pfeile: -·-·▶ Schwerkraft-Richtung

Zunächst gehen die Knie vorwärts (3). Rumpf und Arme gewährleisten, dass das Becken hinten bleibt. Das Becken sinkt im Verlauf der Bewegung nicht hinten herunter, sondern bleibt hoch, während es sich weiter nach hinten bewegt. Der Rumpf wird durch das Gewicht des Beckens langgezogen und hängt mit vorn konvexer Mittellinie durch (4-5).

Hochkommen in die Ausgangsstellung (Entfalten) durch Strecken der Füße gegen den Boden, wobei die Fersen sich nach hinten drücken. Die Sitzknochen schweben auf diese Weise nach hinten-oben. Fuß-, Knie- und Hüftgelenk begradigen sich durch Strecken von Füßen und Beinen gegen den Boden (6).

Freies Falten/Entfalten

Sie lösen die Abwärtsbewegung (Falten) aus, indem Sie Ihrem Eigengewicht nachgeben, wodurch sich Hüften, Knie und Fußgelenke beugen. Dabei das Gesäß oder die Sitzknochen nicht nach oben ziehen, sondern nach hinten gleiten lassen (Abb.40, 1-6).

Die Aufwärtsbewegung (Entfalten) beginnt damit, dass Sie zunächst Becken und Sitzknochen noch ein bisschen weiter nach hinten schieben, wodurch sich Ihr Gewicht automatisch voll auf die Beine und Füße verlagert. Dann gleiten Sie aufwärts, indem Sie die Füße gegen den Boden drücken (Abb.40, 6-7).

Während des gesamten Bewegungsablaufes hängen die Arme frei und das Brustbein „schaut" nach vorn.

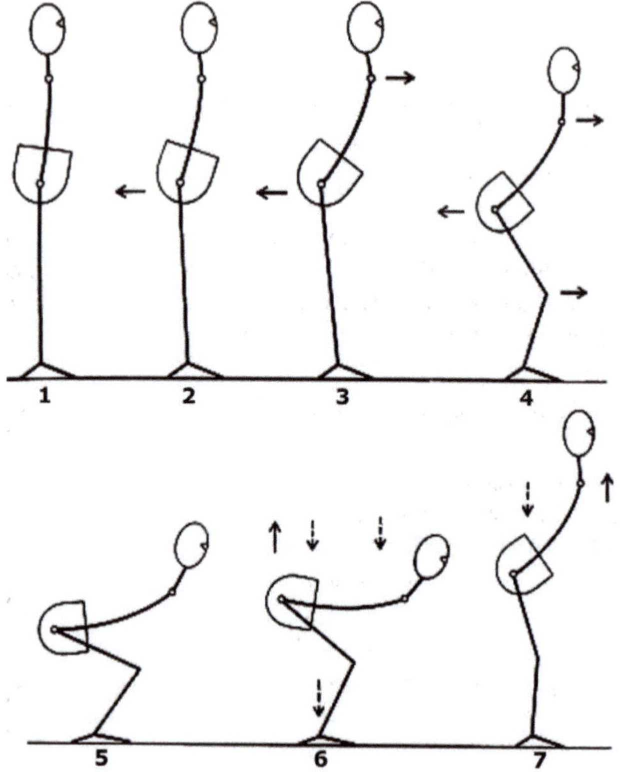

Abb. 40 Freies Falten

⟶ durchgezogene Pfeile: Bewegungsrichtung
gestrichelte Pfeile: -·-·▶ Schwerkraft-Richtung

Tägliches Miniprogramm

- ➢ Eine halbe Stunde spazieren gehen pro Tag
- ➢ Treppen nehmen statt Aufzug, Rad benutzen oder zu Fuß gehen statt Autofahren
- ➢ Kleine Dehnübungen zwischendurch
- ➢ Gewohnte Abläufe von Alltagsbewegungen (Zähneputzen, Anziehen, Kochen etc.) abändern, variieren. Das erhält das Nervensystem flexibel.

2. Sitzen

Zunächst einige Hinweise auf ein rückenfreundliches Sitzen (Abb.41):

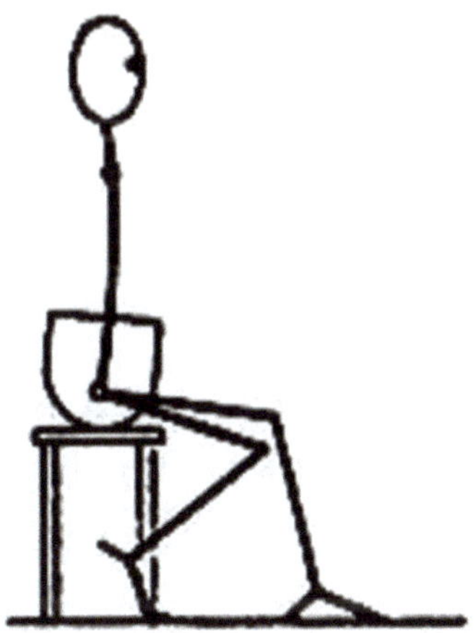

Abb. 41

- Die Sitzgelegenheit sollte eine Höhe haben, welche die Knie ein wenig tiefer stellt als die Sitzknochen.
- Die Tischhöhe sollte ein angemessenes Verhältnis zur Sitzhöhe und zur Körpergröße haben. Ist der Tisch zu hoch, drücken die aufgelegten Ellbogen/Unterarme die Schultern hoch. Ist er zu niedrig, neigt der Benutzer zum Rundrücken.
- Die Füße sollen sich nicht zu weit vor oder hinter den Knien befinden, weil Ihnen sonst die Unterstützung fehlt und das Becken nicht seine angemessene Stellung finden kann.
- In eine optimale, d.h. leicht nach vorn-unten geneigte Position des Beckens kommen Sie, indem es das Becken um eine gedachte innere Achse, die ein wenig oberhalb beider Hüftgelenke quer durch das Becken führt, nach vorne dreht; und zwar, bis Sie spü-

ren, dass Sie auf dem vorderen Anteil der Sitzknochen sitzen. Falls Sie befürchten, dass Sie dabei zu sehr in ein *Hohlkreuz* kommen: Diese Furcht ist unbegründet, wenn Sie beim Beckenrollen den Bauch locker lassen und *nicht* die Rückenmuskulatur zusammenziehen, während Sie das Becken vorn lassen. Mancher empfindet ein Keilkissen als hilfreich für die richtige Beckenstellung.

- Wenn der untere Rücken immer noch zu sehr spannt, weil Sie einen starken Rundrücken haben, sollten Sie den ganzen Oberkörper *von den Hüftgelenken her* langsam ein wenig nach vorn pendeln, bis Sie spüren, dass Sie die Spannung im Rücken vermindern können und dass Sie im Gleichgewicht sind.
- Da das Gewicht des Rumpfes jetzt *vor* den Hüftgelenken nach unten geht, sollte sich der Oberkörper mühelos auf dem Becken aufbauen können, was den Rücken entlastet und eine Entspannung von Nacken und Schultern ermöglicht.
- Minimale Bewegungen der Wirbelsäule verhindern eine starre Sitzhaltung, verbessern den Stoffwechsel in den kleinen Muskeln sowie in den Gelenken der Wirbelsäule und halten die Aufmerksamkeit wach. Hilfreich ist die Vorstellung, die Wirbelsäule sei ein Schilfrohr oder Bambusstab, das bzw. der sich sanft im Wind bewegt.
- Aus der optimalen Sitzposition heraus können Sie sich leicht und rückenschonend nach vorn oder unten beugen. Wichtig ist, dass die Bewegung aus den Hüftgelenken heraus erfolgt und die Sitzknochen dazu nach hinten geschoben werden. Der Bauch bleibt entspannt, so dass der Rumpf eine leicht nach vorn konvexe Biegung behält.
- Ein Wechsel der Sitzposition ist ganz normal. Dabei dürfen Sie ruhig einmal eine „Lümmelhaltung" einnehmen. Vielleicht können Sie sich jetzt gewahr werden, dass die aufrechte Haltung nun auch zu Ihrem „Repertoire" gehört und abrufbar ist.

3. Aufstehen und Hinsetzen

Älteren Menschen, besonders wenn Sie ein Handikap haben (Knieprobleme, Kreuzschmerzen, Hüftarthrose u.ä.) fällt das Aufstehen und Hinsetzen oft schwer. Es gibt aber eine relativ mühelose und sichere Art, diese alltägliche Bewegung zu bewerkstelligen.

Der Clou besteht darin, das Eigengewicht, den Boden und die Dehnung der Faszien optimal zu nutzen.

Bevor es losgeht, achten Sie darauf, ob Sie vor der eigentlichen Bewegung bestimmte Körpergegenden (z.B. Bauch, Nacken, Oberschenkel, Gesäß) anspannen. Wenn ja, lockern Sie diese Bereiche zunächst.

- Aufstehen:
  Vorbeugen des Rumpfes und Gleiten der Sitzknochen nach hinten, bis das Gewicht sich in den Füßen bzw. im zurückgestellten Fuß befindet Abb. 42, a-c). Unmittelbar, bevor man sich von den Füßen bzw. vom zurückgestellten Fuß her durch Ausdehnung der Füße gegen den Boden aufrichtet Abb. 42, e), heben sich die Sitzknochen ganz leicht nach oben-hinten (Abb. 42, d). Dabei die Lendenwirbelsäule entspannt lassen und weder Nacken noch Hals verkürzen.
- Sich hinsetzen:
  Derselbe Vorgang, nur rückwärts ablaufend. Dabei bleibt das Gewicht so lange auf den Füßen, bis das Gesäß die Sitzfläche erreicht; erst dann wird das Gewicht an den Sitz abgegeben.

  Sowohl beim Hinsetzen als auch beim Aufstehen ist es ein Kennzeichen der richtig ausbalancierten Gewichtsverteilung, dass der Bewegungsablauf zu jedem Zeitpunkt umkehrbar bleibt.

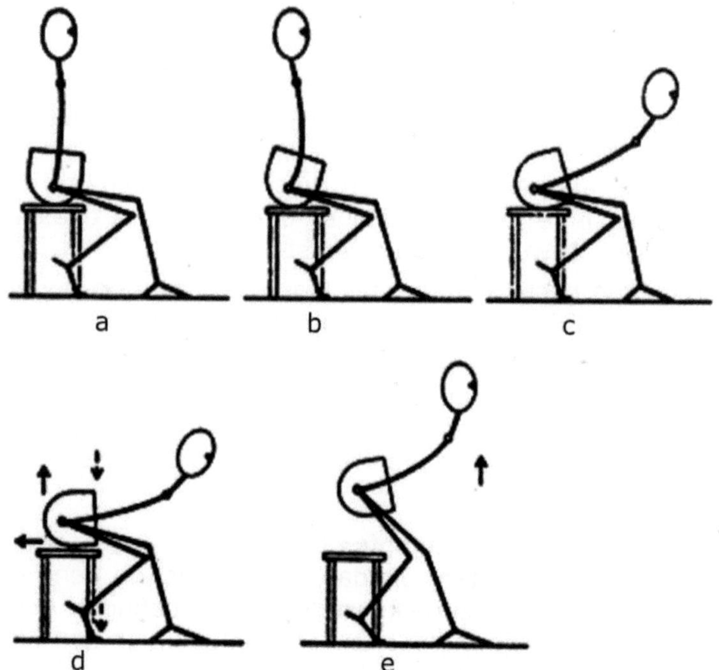

Abb. 42

⟶ durchgezogene Pfeile: Bewegungsrichtung
gestrichelte Pfeile: - · - · ▶ Schwerkraft-Richtung

4. Bücken und Heben

Bücken und Heben, wie es in den meisten Rückenschulen gelehrt wird, betont das In-die-Knie-gehen. Das ist zwar rückenschonender als das Bücken und Heben mit einem Rundrücken.

Aber der Rücken und vor allem die Knie können noch optimaler entlastet werden, wenn man die Bewegung nach der Art des Faltenden Bückens macht (siehe Abb.43 unten und Abb.40 auf S.112). Allerdings wird man die beschriebene Übung beim Bücken und Heben im Alltag etwas abwandeln. So werden die Füße der jeweiligen Situation entspechend z.B. weiter auseinander stehen.

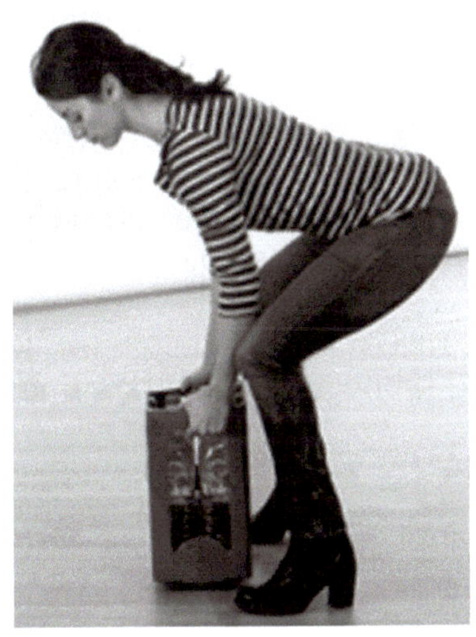

Abb. 43

5. Schuhe

Beim Schuheinkauf kann man auf ein paar Punkte achten, die den Füßen bei ihrer Arbeit helfen:

- Es muss genügend Platz für Beugung und Streckung des Fußgewölbes geben.
- Die Schuhe sollten eine scharnierartige Bewegung zwischen Knöcheln und Ferse sowie zwischen Mittelfuß und Zehen erlauben. Am besten einige Minuten probegehen lassen.
- Das Fußbett sollte so gearbeitet sein, dass es sich nicht in das innere Längsgewölbe des Fußes drückt und so das Körpergewicht auf die Außenkante schiebt.
- Fußbett und Sohle sollten dem Fuß erlauben, sich wechselndem Untergrund anzupassen und gut abzurollen. Holzsohlen, Clogs usw. sind insofern ungeeignet.
- Sandalen ohne Riemen an der Ferse zwingen die Zehen dazu, das Schuhwerk ständig festzuhalten, was das Abrollen des Fußes einschränkt und außerdem zu chronischen Verkürzungen der entsprechenden Muskeln und zur Verspannung der Wadenmuskeln führt.
- Die Schuhe sollten einen gleitenden Übergang von langsamer zu schneller Bewegung ermöglichen.

6. Gehen mit dem Rollator

Wenn Sie einen Rollator als Gehhilfe benutzen, sollten Sie sich so wenig wie möglich mit Ihrem Eigengewicht aufstützen (Abb.44 rechts). Er sollte Ihnen - soweit möglich - lediglich eine Sicherheit geben, dass Sie in prekären Situationen nicht fallen. Denn wenn man sich beim Gehen auf ihn lehnt, wird die eigene Körperhaltung ungünstig beeinflusst und die Probleme beim Gehen vergrößern sich im Laufe der Zeit (Abb.44, links).

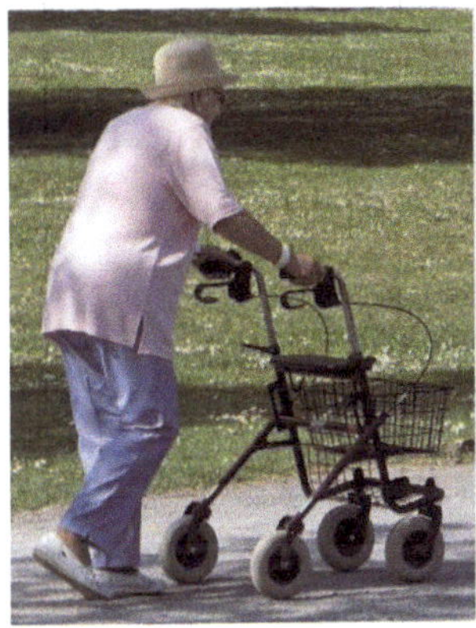
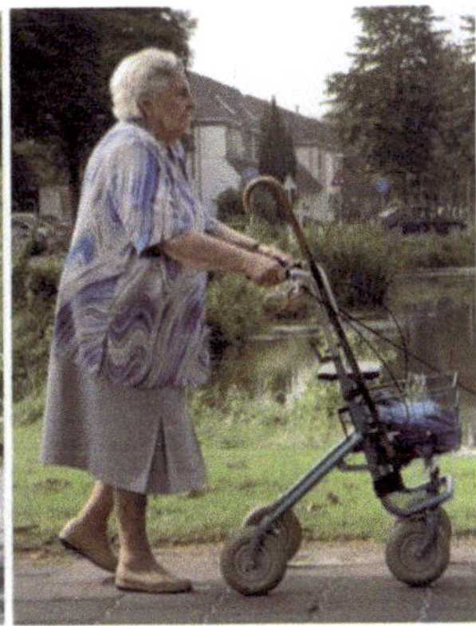

Abb. 44 Links: Hochgezogene Schultern, verminderte Durchlässigkeit der Bewegung durch Rumpf und Wirbelsäule, Verkürzung der Rumpfvorderseite und der Hüftbeugemuskeln, verringerte Eigenaktivität bei der Koordination.
Rechts: Aufgerichtetes freies Gehen.

Zwei Sonderfälle gibt es allerdings: Ein mit Einkaufstaschen o.ä. beladener Rollator und das Gehen auf einer ansteigenden Ebene. In diesen Fällen nimmt das Gewicht des Rollators erheblich zu. Dem muss die eigene Körperhaltung Rechnung tragen. Häufig tun die Betroffenen dies nicht, was mehr Kraft kostet und den Körper unnötig staucht (Abb. 45 links)

Eine ökonomische Körperhaltung (Abb.45 rechts) erfordert einen vergrößerten Abstand von der Gehhilfe und eine faltende Bewegung in der Hüfte, sodass man das Gerät schieben kann. Die Sitzknochen sind nach hinten geschoben, der vorn konvexe Rumpf dehnt sich in zwei Richtungen aus. Indem man den Boden als Widerstand nutzt, wird der ganze Körper mit seinem Gewicht einsetzbar. Die Kraft muss nicht mehr nur aus den Armen kommen.

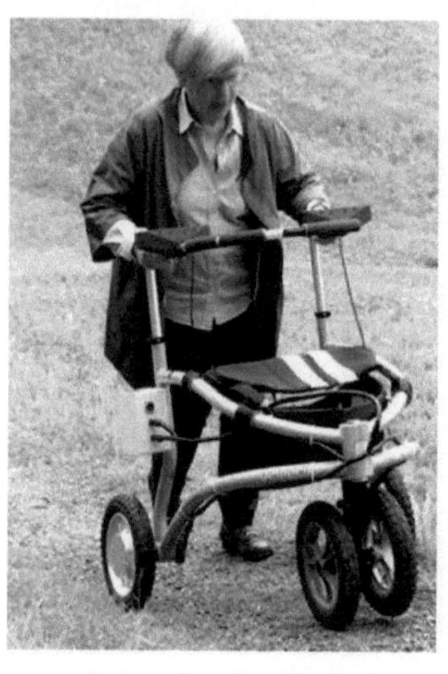

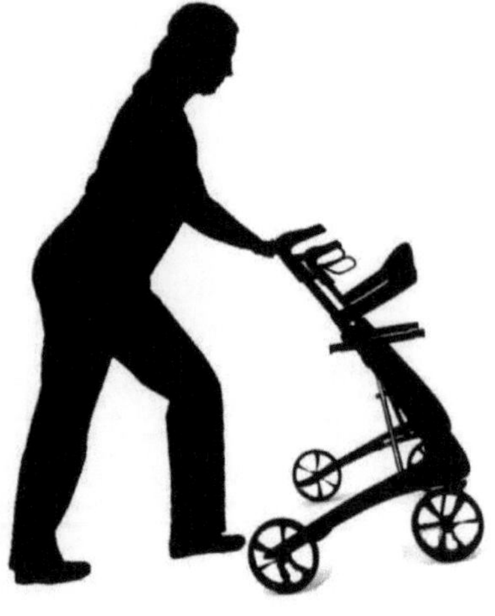

Abb. 45 Links: Zu geringer Abstand zum Rollator, zu hoch eingestellte Handgriffe. Die Kraftübertragung ist schlecht, es wird anstrengend und Verspannungen sind die Folge.
Rechts: Optimales Nutzen des Bodens als Widerlager, freie Atmung, Ausdehnung der Rumpflänge statt Stauchung.

Eine gute Vorübung für diese Art des Schiebens ist das Falten an der Wand (siehe S.110 f.)

Wenn Sie darauf angewiesen sind, den Rollator als Stütze zu benutzen, sollte Ihre Körperhaltung – wenn irgend möglich - eine abgeschwächte Form der Haltung sein, wie sie fürs Bergangehen mit dem Rollator bzw. für den Lastentransport beschrieben wurde.

Anhang

Weiterführende Adressen

Die Bezeichnung Rolfing® ist als Dienstleistungsmarke rechtlich geschützt und darf nur von Certified Rolfern benutzt werden, die ihre Ausbildung am Rolf-Institute bzw. der European Rolfing Association gemacht haben.

Eine *Liste mit Adressen* der europäischen Rolfer erhalten Sie bei:

European Rolfing Association e.V.
Saarstraße 5
D - 80797 München
Tel. 089/54370940
info@rolfing.org
www.rolfing.org

Eine *Liste mit Adressen* von Praktizierenden der Strukturellen Integration, die von der Deutschen Gesellschaft für Strukturelle Integration (DGSI) ausgebildet worden sind, erhalten Sie bei:

Deutsche Gesellschaft für Strukturelle Integration (DGSI)
Stadtstraße 9a
D – 79104 Freiburg
Tel. 0761/5039871
info@strukturelle-integration.de
www.strukturelle-integration.de

Buchempfehlungen

Rolfing-Strukturelle Integration

- *Ida P. Rolf:* Rolfing. Strukturelle Integration, Hugendubel 1997
- *Ida P. Rolf,* Rolfing im Überblick, Junfermann 1993
- *Hans Georg Brecklinghaus:* Rolfing – Strukturelle Integration. Was die Methode kann, wie sie wirkt und wem sie hilft, Lebenshaus Verlag 2015
- *Hans Georg Brecklinghaus:* Rolfing-Strukturelle Integration für Kinder und Jugendliche, Lebenshaus Verlag 2005
- *D.Sölch:* Altern und Bewegungseinschränkung. Gebrechlichkeit aus Sicht myofaszialer Strukturmodelle, Zeitschrift für Gerontologie und Geriatrie 1-2015

Übungen für den Alltag

- *Hans Georg Brecklinghaus:* Rolfing-Movement. Die Praxis für den Alltag, Lebenshaus Verlag 2010
- *Helle Gotved:* Kräftiger Beckenboden - erfüllte Sexualität, Haug Verlag 2002
- *Ute Michaelis*: Beckenbodentraining für Männer. Harninkontinenz und Erektionsstörungen mindern und überwinden, Urban und Fischer 2006
- *Barbara Tapfer / Annette Weisskircher:* Eurythmietherapie. Ein Übungsbuch, Futurum Verlag 2016

Umgang mit dem Älterwerden

- *Volker Fintelmann:* Alterssprechstunde. Ein Ratgeber für die zweite Lebenshälfte, Verlag Urachhaus 2005
- *Johannes Schneider:* Mut zu mir selbst. Alt werden ist nichts für Feiglinge, Verlag Freies Geistesleben 2014

- *Johannes Pausch / Gert Böhm:* Ich bin dann mal alt! Dem Leben auf der Spur bleiben - eine spirituelle Altersvorsorge, Kösel 2011

Tod und Sterben

- *Rudolf Steiner:* Das Leben nach dem Tod. In Zusammenhang mit dem Leben auf der Erde, Archiati Verlag 2010
- *Elisabeth Kübler-Ross:* Erfülltes Leben - würdiges Sterben, Goldmann 2012
- *Dorothea Mihm*: Die sieben Geheimnisse guten Sterbens, Kailash Verlag 2014

Verschiedenes

- *Peter Levine*: Trauma-Heilung. Das Erwachen des Tigers, Synthesis Verlag 1998
- *Olaf Koob:* Gesundheit, Krankheit, Heilung, Fischer 1988
- *Manfred Spitzer:* Digitale Demenz. Wie wir uns und unsere Kinder um den Verstand bringen, Droemer 2012
- *Ashley Montagu:* Körperkontakt. Die Bedeutung der Haut für die Entwicklung des Menschen, Klett Cotta 1984

Über den Autor

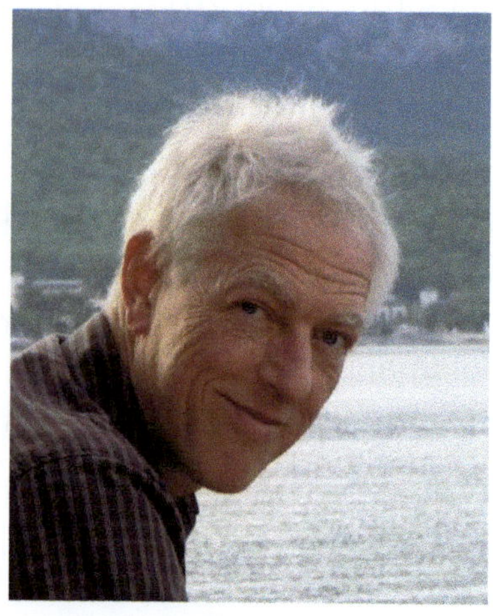

Hans Georg Brecklinghaus (Dipl.Päd.), geb. 1951, ist Certified Advanced Rolfer™ und Rolf Movement™ Lehrer. Er praktiziert Rolfing-Strukturelle Integration seit über 34 Jahren in eigener Praxis in Freiburg i.Br. und Karlsruhe.

Zusatzausbildungen in Craniosacraler Therapie und Viszeraler Manipulation sowie Fortbildung in Somatic Experiencing (Trauma-Arbeit nach Dr. Peter Levine).

Langjährige Lehrtätigkeit in Struktureller Integration. Autor verschiedener Bücher.

Anschrift:

Stadtstraße 9a
D - 79104 Freiburg
Tel.: 0761/42793
e-mail: hgbreck@online.de
www.rolfing-praxis.de

Abbildungsnachweise

Hans Georg Brecklinghaus: Abb. 3, 4, 8, 12, 13, 14, 16, 17, 19, 29, 30, 31, 32, 33a, 35, 38, 45b
Hans Flury: Abb. 5, 23, 39, 40, 41, 42
Deutscher Rolfing Verband: Abb. 10, 21
Hochschule Luzern: 45 links
Mutterwitz: Abb. 20
Patrick Seeger: 27
Rolf Institute of Structural Integration: Abb. 2, 11
Ron Thompson: Abb. 1
Unbekannt: Abb. 6, 7, 9, 15, 18, 22, 24, 25, 26, 28, 33b, 34, 36, 37, 43, 44

Wir haben uns bemüht, alle Urheber zu finden, was aber nicht in allen Fällen möglich war.

Weitere Bücher des Autors

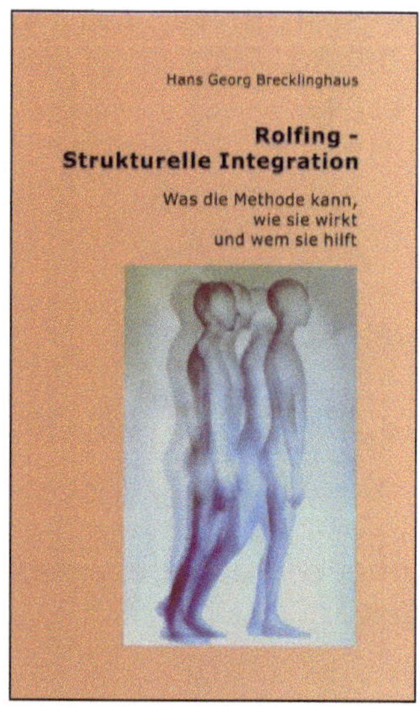

Rolfing –
Strukturelle Integration
Was die Methode kann, wie sie wirkt und wem sie hilft

6, überarbeitete Auflage

152 S., 45 Abb., 14,- €

ISBN 978-3-932803-14-7

Lebenshaus Verlag

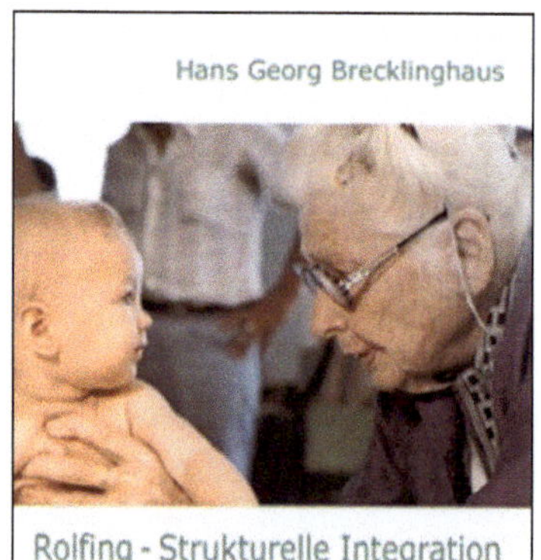

für Kinder und Jugendliche

- unterstützt die körperlich-seelische Entwicklung
- fördert Aufrichtung und Gleichgewicht
- ermöglicht freie und optimale Bewegungen

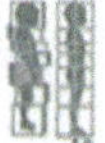

Rolfing –
Strukturelle Integration
für Kinder
und Jugendliche

120 S., 38 Abb., 17,- €

ISBN 978-3-932803-08-6

Lebenshaus Verlag

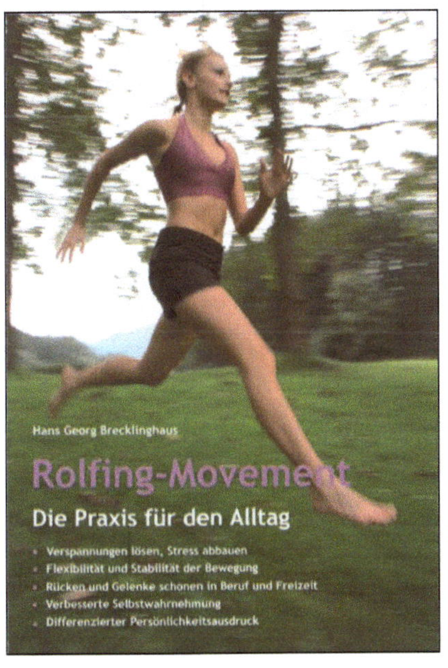

Rolfing-Movement

Die Praxis für den Alltag

288 S., 177 Abb., 39,- €

ISBN

978-3-932803-11-6

Lebenshaus Verlag

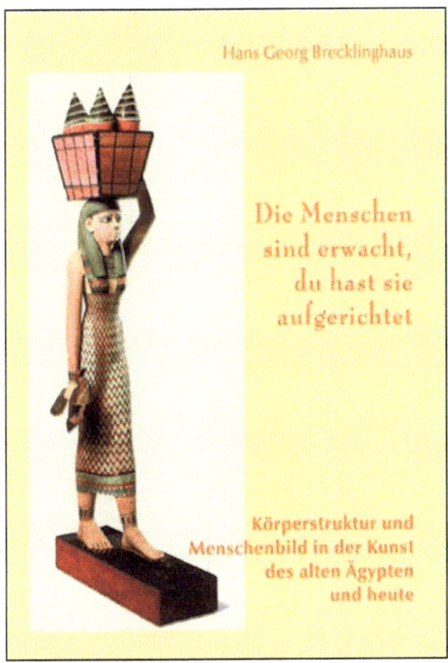

Die Menschen sind erwacht, du hast sie aufgerichtet

Körperstruktur und Menschenbild in der Kunst des alten Ägypten und heute

376 S., 109 Abb., 39,- €

ISBN

978-3-932803-05-5

Lebenshaus Verlag